U0213845

本书受贵州省区域内一流建设培育学科《管理科学与工程》项目资助出版

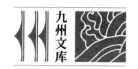

九州文库

心理授权与工作创造力的关系研究

周 洋 著

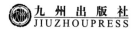

九州出版社
JIUZHOUPRESS

图书在版编目（CIP）数据

心理授权与工作创造力的关系研究 / 周洋著 .
北京：九州出版社，2024.9. -- ISBN 978-7-5225
-3346-9

Ⅰ . R395.6；F272.92

中国国家版本馆 CIP 数据核字第 2024TP2128 号

心理授权与工作创造力的关系研究

作　者	周　洋　著
责任编辑	赵恒丹
出版发行	九州出版社
地　址	北京市西城区阜外大街甲 35 号（100037）
发行电话	（010）68992190/3/5/6
网　址	www.jiuzhouopress.com
印　刷	唐山才智印刷有限公司
开　本	710 毫米 × 1000 毫米　16 开
印　张	16.5
字　数	253 千字
版　次	2024 年 9 月第 1 版
印　次	2024 年 9 月第 1 次印刷
书　号	ISBN 978 - 7 - 5225 - 3346 - 9
定　价	95.00 元

前　言

在本书中，我将探讨心理授权感知对员工创造力的影响。我在研究中加入了知识共享作为中介变量、工作压力和组织支持作为调节变量进行探讨，这样我们能更深入地了解员工心理授权感知对其个体的工作创造力的影响程度。

本书分为九个部分，包括研究概述、研究绪论、变量研究、理论基础、研究假设、研究设计、实证分析、研究结论与建议、研究拓展等。首先，我简单地谈谈研究中几个变量的基本概念，以便后文进行深入阐述。

关于心理授权感知。它被认为是一种员工感知到的领导行为，它使员工感到被赋予了更多的自主权和决策权，从而激发了他们的创造力。通过对心理授权感知与创造力之间的关系进行深入研究，我们发现心理授权感知不仅是一种单向的领导行为，更是一种员工对领导行为的主观解读。这种主观解读形成了一种信任和认同感，使员工更愿意表达自己的创意，从而推动了创造力的发展。我的研究不仅关注了心理授权感知的整体效应，还在探索不同领导风格对心理授权感知的影响上进行了深入挖掘，为企业提供了更具体的指导意见。

关于知识共享的研究。在当今信息化和全球化的时代，知识的获取和共享成为企业创新的核心。我将知识共享引入研究，旨在探讨员工是否能够通过在企业内外的环境中实现知识共享，从而影响其工作创造力的水平。我的研究发现，知识共享不仅是信息流通的问题，更是塑造组织文化的重要组成部分。具有鼓励知识分享的企业文化能够激发员工的学习兴趣，形成一种共创的氛围，从而促进创造力的发挥。我的实证研究结果也表明，知识共享在员工心理授权感知与创造力之间发挥着显著的中介作用，进一步证实了知识共享在组织中的重要性。

对于工作压力和组织支持的研究。在现代企业环境中，员工往往面临着各种各样的工作压力，如挑战性工作压力和阻碍性工作压力。我的研究从这两个维度来考察工作压力对员工创造力的影响，并引入组织支持作为调节变量。我们发现，挑战性工作压力能够正向调节员工心理授权感知与创造力之间的关系，即在面临一定挑战的情境下，员工更加依赖于心理授权感知来提升创造力。相反，阻碍性工作压力对这一关系产生了负向的调节作用，说明在压力过大的情境下，心理授权感知对创造力的促进作用减弱。组织支持作为一个重要的调节因素，其正向调节作用表明在组织提供良好支持的情况下，员工更容易将心理授权感知转化为实际创造力行为。

最后，让我们一起来思考研究的实际应用价值。根据我的研究结果，企业可以采取一系列措施来提高员工的心理授权感知，例如建立积极的领导风格、鼓励知识分享、提供有力的组织支持等。这些措施不仅可以激发员工的创造力，更有助于建设创新型组织。同时，我也建议企业在管理实践中更加注重对工作压力的认知和管理，通过提供适当的支持和资源来缓解员工的压力，进而更好地发挥其创造潜能。

本书的研究内容不仅为理解员工心理授权感知与创造力之间的机制提供了深刻的见解，也为企业管理者提供了切实可行的建议。在当今快速变化的商业环境中，激发和释放员工的创造潜能是推动企业创新的关键。希望本书的研究能够为企业实践提供参考，为构建具有创新力的组织提供新的思路。

由于理论水平和实践经验有限，书中难免有不妥和疏漏之处，望广大读者批评指正。

周 洋

二〇二四年五月于贵州商学院

目 录
CONTENTS

第一章　心理授权与工作创造力关系的研究概述 ……………………1

第二章　心理授权与工作创造力关系的研究绪论 ……………………4
  第一节　研究背景 ………………………………………………4
  第二节　研究问题 ………………………………………………8
  第三节　研究视角拓展 …………………………………………10
  第四节　研究意义 ………………………………………………12
  第五节　研究方法与技术路线 …………………………………17
  第六节　研究目的与创新点 ……………………………………21

第三章　心理授权与工作创造力关系的相关变量研究 ……………26
  第一节　心理授权变量的研究 …………………………………26
  第二节　知识共享变量的研究 …………………………………39
  第三节　工作创造力变量的研究 ………………………………51
  第四节　工作压力变量的研究 …………………………………61
  第五节　组织支持变量的研究 …………………………………68
  第六节　研究述评 ………………………………………………74

第四章　心理授权与工作创造力关系的理论基础 …………………86
  第一节　理论基础之社会认知理论 ……………………………86
  第二节　理论基础之社会交换理论 ……………………………88

第三节　理论基础之自我决定理论·······················90

第五章　心理授权与工作创造力关系的研究假设·············93
　第一节　员工心理授权感知与个人工作创造力的关系·······93
　第二节　员工心理授权感知与员工知识共享的关系········96
　第三节　员工知识共享与员工工作创造力的关系··········99
　第四节　员工知识共享在员工心理授权感知与个人工作创造力
　　　　　之间的中介作用·····························102
　第五节　工作压力的调节作用·······················105
　第六节　组织支持的调节作用·······················110
　第七节　假设汇总与理论模型构建···················113

第六章　心理授权与工作创造力关系的研究设计············114
　第一节　问卷设计与变量测量·······················114
　第二节　测试样本与特征分布·······················119
　第三节　量表的信度与效度检验····················121

第七章　心理授权与工作创造力关系的实证分析············132
　第一节　样本的描述性统计分析····················132
　第二节　相关性检验·······························134
　第三节　信度检验································135
　第四节　效度检验································137
　第五节　差异分析································140
　第六节　回归分析································145

第八章　心理授权与工作创造力关系的研究结论与建议·······164
　第一节　研究结论的探讨···························164

第二节　理论贡献 ·· 175

第三节　管理建议 ·· 181

第四节　研究不足与展望 ·· 188

第九章　心理授权变量与工作创造力变量的研究拓展 ··········· 192

第一节　心理授权变量的研究拓展 ································· 192

第二节　工作创造力变量的研究拓展 ······························ 212

参考文献 ·· 240

附　录　心理授权与工作创造力关系研究调查问卷 ················· 247

后　记 ·· 251

第一章

心理授权与工作创造力关系的研究概述

在当今中国市场经济的背景下，高新技术的迅速发展为科技型企业带来了前所未有的机遇和挑战。随着竞争的日益加剧，企业的发展模式不断演变，要想在激烈的市场竞争中保持优势，企业必须注重提升自身的技术创新能力。技术创新不仅是企业发展的动力源泉，也是其在市场中占据主导地位的关键。因此，本研究将重点关注企业员工创造力的培养，尤其是如何通过增强员工的心理授权感来提高其工作创造力。

心理授权是指个体在工作中感受到的自主性、意义性、能力感和影响力，这种感知能显著影响员工的工作态度和行为，包括其创新和创造力。然而，现有研究大多将心理授权作为中介变量来探讨其对工作创造力的影响，鲜少有研究直接分析心理授权与工作创造力之间的作用机制。本研究旨在填补这一研究空白，探讨心理授权感知如何直接促进员工创造力的提升。

在科技快速发展的今天，知识共享已成为企业内部不可或缺的一部分，对于促进员工创造力具有重要意义。知识共享不仅有助于员工之间的信息交流，还能激发新的创意和创新。因此，本研究还将探讨知识共享如何作为一种机制，通过心理授权感知影响员工的工作创造力。

此外，考虑到企业面临的各种挑战和压力，本研究还将分析工作压力（包括挑战性工作压力和阻碍性工作压力）以及组织支持对员工创造力的影响。这些因素如何调节心理授权感知与工作创造力之间的关系，也是本研究关注的重点。

本研究基于社会认知理论、社会交换理论和自我决定理论，构建了一个包含心理授权感知、知识共享、工作创造力、工作压力和组织支持的理论模型，并提出了一系列研究假设。通过对贵阳高新区部分科技企业364名员工的问卷调查和SPSS 26软件的层次回归分析，本研究旨在验证这些假设，并揭示心理授权感知与员工工作创造力之间的关系及其作用机制。

实证研究结果表明，员工的心理授权感知与其工作创造力之间存在显著的正相关关系，验证了心理授权感知对提升员工工作创造力的重要作用。同时，知识共享在心理授权感知与工作创造力之间起到了显著的中介作用，说明通过促进知识共享，可以进一步激发员工的创造潜能。此外，挑战性工作压力和组织支持被证明对心理授权感知与工作创造力的关系具有正向调节作用，而阻碍性工作压力则具有负向调节作用。这些发现为企业提供了如何通过心理授权感知和知识共享促进员工创造力的有力证据，同时也强调了在不同的工作压力和组织支持下，这些关系可能会有所不同。

本研究不仅丰富了心理授权、知识共享与工作创造力关系的理论基础，还为企业如何在快速变化的市场环境中通过管理实践提升员工创造力提供了实证支持和策略建议。在未来的研究中，可以进一步探讨在不同行业和文化背景下，这些关系的普适性及差异性，以及其他可能影响员工创造力的因素，为企业创新和持续发展提供更全面的视角。

本研究的着眼点不仅局限于传统的心理授权感知与员工工作创造力之间的直接关系，而且进一步深入挖掘了知识共享、工作压力和组织支持等因素在此关系中的复杂作用机制。通过这种多维度的分析，我们能够更全面地理解员工创造力的形成机制，以及如何通过组织管理实践有效地激发员工的创新潜力。

一是心理授权感知的深层影响。心理授权感知作为员工感知到的自主性、意义性、能力感和影响力的集合，是激发员工创造力的重要前提。在快速变化的市场环境中，员工面临着前所未有的挑战和压力，如何在这种环境下保持高度的创造力和创新能力，成了企业持续发展的关键。通过增强员工的心理授权感知，企业可以促进员工的内在动机，激发其探索新知识、提出新想法和解决问题的能力，从而在根本上提高企业的创新能力和市场竞争力。

二是知识共享的桥梁作用。知识共享作为本研究的核心变量之一，其在心理授权感知与工作创造力之间起到了桥梁的作用。知识共享不仅能够促进信息和经验的交流，还能激发新的思考和创意，为创新提供土壤。在组织中建立起一种积极的知识共享文化，能够显著提高员工的参与感和归属感，进而提升员工的心理授权感知。因此，知识共享不仅直接影响员工的创造力，还通过增强员工的心理授权感知间接促进创造力的提升。

三是工作压力与组织支持的双重作用。在分析工作压力对员工创造力的影响时，本研究区分了挑战性工作压力和阻碍性工作压力两个维度。挑战性工作压力被视为正向激励，可以激发员工的潜能和创造力；而阻碍性工作压力则可能抑制员工的创新意愿和能力。组织支持的角色则体现在为员工提供必要的资源、情感支持和认可，帮助员工应对工作中的挑战和压力，从而促进创造力的发展。这种双重作用强调了管理实践在激发员工创造力中的重要性，尤其是在高压和快速变化的工作环境中。

本研究的发现为企业提供了关于如何通过心理授权感知、知识共享和优化工作压力管理来促进员工创造力的实际指导。为了在激烈的市场竞争中获得优势，企业不仅需要关注技术创新，更需要关注人才的创新能力。通过建立一种支持性的组织文化，鼓励知识共享，合理管理工作压力，企业可以有效激发员工的创新潜力，进而推动企业的持续发展和创新。

未来的研究可以进一步探索心理授权感知和工作创造力在不同理论和研究方法、不同文化和行业背景下的作用机制，以及如何在数字化和全球化的新环境中有效应用这些管理实践。此外，研究可以深入探讨其他可能影响员工创造力的因素，如领导风格、团队动力和个人特质等，为企业创新管理提供更为全面和深入的理论和实践指导。

第二章

心理授权与工作创造力关系的研究绪论

第一节　研究背景

创造力的概念，自其在心理学领域被首次提出，已经经历了广泛的演变和扩展，其研究视角从最初的个人属性探索，逐渐拓展到了管理学和社会学等多个领域。这一转变不仅反映了对创造力内涵理解的深化，也标志着对创造力来源和促进机制理解的多元化。早期研究聚焦于个体的内在动机、人格特质以及自我认知等因素，试图从个人层面解释创造力的生成机制。然而，随着社会经济的快速发展和组织环境的日益复杂化，研究者们逐渐意识到，除了个体特征之外，环境因素对于创造力的影响同样不容忽视。创新和创造力在当代社会经济发展中的作用日益凸显，尤其是在企业层面，这直接关系到企业的竞争力和可持续发展能力。在这个背景下，心理授权感知、知识共享、工作压力和组织支持等因素的研究成了揭示员工工作创造力形成机制的关键。这些因素之间的相互作用及其对创造力的综合影响构成了现代组织管理和人力资源开发的核心议题。

在这一背景下，工作环境、上级管理行为、组织氛围等外部条件被发现对个体工作创造力具有显著影响。这一发现促使研究者们将视角转向了组织和社会环境对个体创造力的作用，尤其是心理授权的角色在其中受到了广泛关注。心理授权，作为一种能够提升员工自主性和参与度的管理策略，其在激发个体潜能和创造力方面的作用逐渐成为学术界和实务界共同关注的焦点。心理授权感知作为一种使员工感到被赋予足够自主权和责任的心理状态，对于激发个体的创造潜能至关重要。它通过提升员工的自我效能感、参与度和责任感，使得员工更加积极地投入工作中，敢于尝试新思路和方法，进而促进工作创造力的产生。这种心理状态的形成受到多种因素的影响，其中领导风格、组织文化和工作设计等都扮演着重要角色。领导者的支持和鼓励、组织对创新的重视以及提供给员工的自主性和挑战性工作都能显著提高员工的心理授权感知。

然而，尽管心理授权作为一种从领导到员工的授权行为被广泛研究，对于员工心理授权感知与工作创造力之间的关联，特别是这种感知如何影响个体创造力的具体机制，还远未得到充分的探索。员工心理授权感知，即员工对于自身是否获得授权以及授权的程度的主观感受，可能是能否激发其创造力的关键因素。这种感知可以影响员工的自我效能感、参与感和对工作的责任感，进而促进创新思维和创造性成果的产生。

在探索员工心理授权感知与工作创造力之间的关系时，企业资源基础理论为我们提供了一个理论框架。该理论强调，企业的核心竞争力来源于其独特的资源和能力，而员工的知识和创造力则是这些资源中最为宝贵的一部分。在数字化和信息化日益发展的今天，企业正通过构建知识管理系统来整合和利用这些资源，从而推动创新和发展。员工通过共享和交流整合后的知识，不仅能够产生新的想法，还能在工作中形成创造力，这一过程在良好的组织氛围中尤为明显。

知识共享在促进员工创造力中也扮演着不可替代的角色。它不仅能够促进信息和经验的交流，还能激发新的思考和创意。在知识共享的过程中，员工能够从他人那里获取灵感，发现新的问题解决方法，这对于创新思维的形成至关重要。此外，良好的知识共享氛围能够增强团队协作，通过集体智慧解决复杂问题，进一步促进创造力的产生。因此，企业应致力于打造开放、合作的组织文化，通过建立有效的知识管理系统，促进知识的共享和利用。除了知识共享外，员工对工作的创造性敏感程度和对领导授权后的心理感知也对其创造力产生重要影响。社会认知理论进一步指出，人们对自我效能的信念将影响他们对创造性活动的参与度。因此，提升员工在心理授权后的感知程度，加强其自信心和责任感，成了促进工作创造力的关键路径。

工作压力作为一种普遍存在的现象，对员工的工作创造力有着双重影响。挑战性工作压力可以激发员工的潜力，促使他们在追求高成就的过程中展现出更高的创造力；而阻碍性工作压力则可能引起员工的抵触情绪，降低其工作效率和创新意愿。因此，如何管理和调节工作压力，转化为促进员工创新和提高创造力的正能量，成了组织管理中的一项重要任务。在管理实践中，随着市场竞争的加剧和工作压力的增加，如何有效地赋予员工权力，同时确保他们能够积极应对所带来的挑战，成为现代企业管理的一个重要议题。在这一过程中，工作压力的性质（挑战性或阻碍性）以及组织提供的支持（如资源性支持和情感性支持）对于调节心理授权感知与工作创造力之间的关系具有至关重要的作用。

组织支持在激发员工创造力中同样发挥着关键作用。当员工感受到组织的支持和认可时，他们更有可能对工作投入更多的热情和努力，愿意尝试新方法并承担相应的风险。组织支持表现在多个方面，包括提供必要的资源、培训机会、公平的奖励机制以及心理上的鼓励和支持等。这些支持不仅能够帮助员工克服工作中的困难，还能够增强他们的归属感和安全感，为创造力的发挥提供了良好的基础。

现代企业的长期发展和市场竞争力的建立，在很大程度上依赖其创新能力，而这一能力的关键在于员工的工作创造力。通过深入探索员工心理授权感知与工作创造力之间的关系，以及诸如知识共享、工作压力和组织支持等因素如何影响这一关系，不仅可以为理论研究提供新的视角，也为企业管理实践提供了实用的指导策略。心理授权感知、知识共享、工作压力和组织支持等因素构成了影响员工工作创造力的复杂网络。这些因素之间相互作用，共同影响着员工的创新行为和创造力表现。因此，深入理解这些变量之间的关系，对于促进组织创新、提升企业竞争力具有重要的理论和实践意义。在实践中，企业需要采取综合性的管理策略，包括优化组织文化、加强领导力培训、改善工作设计、提供充足的资源和支持等，以创造一个有利于员工创造力发展的工作环境，从而推动企业的持续发展和创新。面对未来的挑战，企业需要构建更加具有开放性和支持性的组织环境，通过有效的心理授权机制激发员工的创新潜能，从而推动企业的持续发展和成功。

站在组织行为与心理学的交叉视角来进一步阐述研究背景，可以为我们提供一个更为丰富和深入的理解框架，特别是在探讨心理授权感知、知识共享、工作压力、组织支持与员工创造力之间的关系时。这一视角强调了个体心理状态与组织环境互动对于激发员工创造力的重要性，同时也揭示了如何通过心理和行为干预来优化这一过程。在组织行为与心理学的交叉视角下，心理授权感知不仅是一个由上至下的管理行为结果，而且是一个复杂的心理过程，涉及员工如何解读和内化组织提供的资源、自由度和支持。这种感知影响着员工的自我价值、工作动机和创新行为。从这个角度来看，心理授权感知成为连接组织行为实践和员工心理状态的桥梁，强调了管理实践在塑造员工内在动机和激发创造力方面的作用。知识共享在组织行为与心理学的交叉视角中被看作是一种社会交互行为，它不仅依赖于组织文化和结构的支持，还受到个体心理因素的影响，如信任、开放性和团队凝聚力。在这种视角下，知识共享变成了促进创新和创造力的社会心理过程，其成功与否受到个体态度和组织环境双重因素的影响。因此，通过理解和改善这些社会心理因素，组织可以更有效地促进知识共享，进而激发员工的创造力。工作压力在组织行为与心理学的视角中被视为一个多维度的概念，它包括来自工作本身的挑战和来自组织环境的阻碍。这一视角认为，员工对工作压力的反应不仅受到压力本身的性质影响，还受到个体心理韧性、情绪调节能力和社会支持的影响。因此，通过提高员工的心理韧性和情绪智力，以及提供有效的社会支持，可以帮助员工更积极地应对工作压力，将潜在的阻碍转化为创新的契机。组织支持在这一视角中被理解为一个多层次的概念，包括物质资源支持、情感支持和认知支持等。这种支持不仅来自直接上级和组织政策，还来自同事和工作小组的互动。组织支持的心理效应在于它如何影响员工的归属感、安全感和价值感，进而影响他们的创新行为和工作绩效。从组织行为与心理学的交叉视角来看，通过增强组织支持，可以促进员工的心理健康，增强他们面对挑战的能力，从而在更广泛的层面上激发创造力。总之，通过组织行为与心理学的交叉视角，我们不仅可以更全面地理解影响员工创造力的因素，还可以洞察如何通过心理和行为策略来优化员工的工作体验和创新能力。这一视角强调了个体和组织之间的相互作用，提供了一个更为细致和深入的分析框架，以指导实践中如何通过心理和组织干预来促进员工创造力的发展。

第二节　研究问题

本研究旨在深入探讨员工心理授权感知与工作创造力之间的关系，及背后的作用机制，并探索如何通过特定变量增强或减弱这种影响。心理授权感知，作为本研究的核心变量，被认为是影响员工工作创造力的重要心理因素。在组织管理领域，心理授权感知被细分为工作意义、自主性、自我效能感和工作影响四个关键维度，这些维度各自对员工工作创造力的贡献度及其显著性程度是本研究的初步探索目标。

此外，考虑到现有文献在心理授权感知与工作创造力关系中中介变量的研究较为缺乏，本研究引入知识共享作为潜在的中介变量，进一步探索其在心理授权感知与工作创造力之间的桥梁作用。知识共享将从知识共享意愿和知识共享行为两个维度进行考量，以全面评估其在促进员工创造力方面的影响力。

在研究的核心议题中，我们着重探讨如何通过上级领导的授权行为有效地激发员工的心理授权感知，从而促进员工及组织的创新能力。本研究致力于解答以下三个关键问题：员工的心理授权感知如何直接影响其工作创造力？

心理授权感知与工作创造力之间是否存在通过中介变量进行的间接影响？如果存在这样的影响关系，如何进一步加强领导授权行为对员工心理授权感知的正向效应，以促进员工的工作创造力？

为了更为全面地理解心理授权感知对工作创造力的影响机制，本研究还引入了工作压力和组织支持两个重要的调节变量。工作压力将从挑战性和阻碍性两个维度进行探讨，以识别它们是否在心理授权感知与工作创造力的关系中起到调节作用。通过这种方法，本研究旨在揭示在不同工作压力情境下，心理授权感知对工作创造力的影响是否会发生变化。

本研究计划采用问卷调查法作为主要的数据收集手段，目标群体为企业员工。通过综合运用回归分析等实证研究方法，本研究期望验证心理授权感知对工作创造力的直接影响，以及知识共享、工作压力和组织支持如何作为中介或调节变量影响这一关系。通过对这些复杂关系的探索，本研究不仅为理论领域提供新的见解，也为实务界提供策略建议，以促进员工的创造力和组织的创新能力。

对于如何通过心理授权感知激发员工创造力的探索，本研究将深入分析心理授权感知的多维度作用，以及这些维度如何独立或共同影响员工的创新行为和成果。通过细致的研究工作意义、自主性、自我效能感和工作影响这四个维度，本研究旨在揭示哪些维度在促进员工创造力方面起到更为关键的作用，以及这种作用如何受到组织文化和领导风格等因素的影响。

考虑到知识共享在现代组织中的重要性日益增强，本研究将对知识共享的意愿和行为如何作为心理授权感知与工作创造力之间的中介机制进行深入探讨。通过理解知识共享的内在动机和外部条件，本研究将探索如何更有效地促进知识在组织内的流动和利用，从而激发员工的创新潜能和创造力。

在分析工作压力对心理授权感知与工作创造力关系的调节作用时，本研究将重点关注挑战性工作压力和阻碍性工作压力如何分别影响这一关系。这不仅涉及如何通过管理实践调整工作压力的性质和程度，以优化员工的工作体验和创新表现，也涉及如何通过组织支持机制为员工提供足够的资源和心理支持，帮助他们有效应对工作中的挑战和压力。

组织支持作为本研究的另一个调节变量，其在促进员工心理授权感知和激发工作创造力方面的作用将被全面考察。本研究旨在探讨如何通过提高组织支持水平，特别是在资源提供、情感关怀和职业发展等方面，加强员工的心理授权感知，从而促进其创造力的表现。

通过对上述研究问题的深入探讨，本研究预期不仅能够为理论贡献提供新的见解，通过揭示心理授权感知、知识共享、工作压力和组织支持等因素如何共同作用于员工工作创造力的形成机制，也能为企业管理实践提供指导。这包括如何设计和实施更有效的心理授权策略，如何建立促进知识共享的组织环境，如何合理调控工作压力，以及如何提供全面的组织支持，以促进员工的创新行为和创造力的发展。

综上所述，本研究将通过构建一个综合的理论模型和采用实证研究方法，深入探讨心理授权感知与工作创造力之间的复杂关系。这一研究不仅有助于深化我们对心理授权感知在促进员工创造力方面作用的理解，也为实践中如何通过心理和行为干预来激发员工创新潜能提供了科学的指导和策略建议。总之，通过对心理授权感知及其与工作创造力之间关系的深入研究，本研究旨在构建一个包含中介和调节变量的综合理论模型，为理解和促进组织内的创新提供新的视角和策略。这一研究不仅有助于丰富和扩展现有的组织行为和管理心理学理论，也为企业管理实践提供了宝贵的指导，特别是在如何通过管理实践激发员工创造力方面。

第三节　研究视角拓展

进一步从行为经济学和组织心理学的角度探讨心理授权感知与工作创造力之间的关系，我们可以发现新的洞见。在行为经济学中，人的决策行为往往受到启发式和偏差的影响。这些心理因素如何影响员工对于心理授权的感知以及后续的创造性工作表现，是一个值得探究的话题。例如，员工可能因为过度自信、风险规避或者群体思维等心理偏差而对领导的授权行为做出不同的解读，从而影响其创新行为和工作成果。

在组织心理学领域，员工的工作满意度、工作投入以及组织承诺等因素也与心理授权感知密切相关。这些因素如何与心理授权感知相互作用，并最终影响员工的创造力，是本研究的另一关注点。例如，高度的工作满意度可能增强员工对心理授权的正向感知，从而激发更高水平的创造力。

从网络理论的角度来看，员工在组织内部的社会网络位置如何影响其心理授权感知也是一个重要的考量因素。员工在组织中的网络位置可能决定了他们获取信息和资源的能力，进而影响他们对心理授权的感知和反应。例如，处于核心位置的员工可能因为拥有更多资源和信息而感受到更高程度的心理授权。

同样，心理授权感知与工作创造力的关系也可能受到组织内部政治行为的影响。组织政治行为，如办公室政治和权力游戏，可能会影响员工对心理授权的感知，进而影响他们的创造力。在高度政治化的组织环境中，员工可能会对心理授权感到怀疑或不信任，从而抑制他们的创新行为。

考虑到当代企业越来越重视员工的心理健康和幸福感，心理授权感知与工作创造力之间的关系也可能受到员工的心理健康状况的影响。心理健康良好的员工可能更能积极响应心理授权，从而展现更高的创造力。因此，探索如何通过提升员工的心理健康和幸福感来增强心理授权感知，成为企业管理的一个重要议题。

综上所述，通过结合行为经济学、组织心理学、网络理论以及组织政治行为等多个视角，本研究全面深入地探讨了心理授权感知与工作创造力之间的复杂关系。这些新的视角不仅丰富了研究的内容，也为企业如何有效激发员工的创造力提供了新的策略和思路，这些多维度的分析为理解心理授权感知的复杂性和多样性提供了深刻的洞见。

第四节　研究意义

一、理论意义

在现代组织管理研究中，员工的心理授权感知与工作创造力之间的关系逐渐成为研究的焦点。尽管前人对员工心理授权感知或工作创造力进行了大量单一维度的理论研究，但这些研究往往将心理授权作为一个独立的变量来研究，或者探讨领导者的授权行为对员工的影响。相对较少的研究尝试将员工心理授权感知与工作创造力结合起来考察，尤其是在探讨两者之间的中介机制和相互作用方面。因此，本研究旨在填补这一理论空白，探讨心理授权感知如何通过中介变量影响工作创造力，以及在这一过程中，知识共享的作用以及工作压力与组织支持的调节作用。

根据社会认知理论，个人对其环境的感知和认知在行为调整和目标达成过程中扮演着关键角色。这一理论框架为理解员工如何通过内在的心理状态，如心理授权感知，影响其工作创造力提供了理论基础。心理授权感知涉及员工对自己在工作中的自主性、影响力、自我效能感以及对工作意义的认识。当员工感觉到自己被赋予了足够的权力和责任，他们更可能在工作中展现出更高的创造力，因为他们感到自己的工作更有价值，更能够自主地解决问题，并对结果产生影响。

在此基础上，知识共享作为一种组织内部的重要机制，促进了信息和经验的交流，为创新提供了土壤。知识共享的过程不仅帮助员工获得解决问题的新视角和新方法，还促进了一个支持创新和尝试的文化氛围。在这样的环境中，员工心理授权的感知得到了进一步加强，因为他们看到自己的贡献和分享被认可和利用，这进一步激励他们探索和实现新的创意和解决方案。

然而，员工的创造力不仅受到心理授权感知和知识共享的影响，还受到工作环境中的其他因素，如工作压力和组织支持的影响。工作压力是一把双刃剑，适度的压力可以激励员工寻找创新的解决方案，但过度的压力则可能抑制创新意愿和能力。在这种复杂的环境中，组织支持成了关键变量，它可以缓解工作压力的负面影响，并通过提供资源、鼓励和认可来促进员工的创造力。

将这些变量综合考虑，本研究旨在探讨一个更为复杂的模型，即心理授权感知如何通过知识共享影响工作创造力，以及工作压力和组织支持如何调节这一过程。这种研究不仅能够为理论提供新的见解，揭示员工心理授权感知与工作创造力之间的复杂关系，还能为实践提供指导，帮助管理者理解如何通过促进心理授权感知、知识共享以及优化工作环境来激发员工的创造潜力。

本研究对于理论和实践都有重要的意义。从理论上讲，它拓展了心理授权感知和工作创造力之间关系的研究，提出了一个包含中介变量和调节变量的综合模型。这不仅丰富了相关领域的理论基础，也为未来的研究提供了新的方向。从实践的角度来看，研究结果有助于组织领导者更有效地设计和实施管理策略，通过提高员工的心理授权感知和促进知识共享，以及合理调节工作压力和增强组织支持，创造一个有利于创新和创造力发展的工作环境。

通过综合考察心理授权感知、知识共享、工作压力和组织支持等多个变量在员工工作创造力中的作用，不仅为理论研究提供了新的视角和深度，也为实践管理提供了有价值的指导。通过深入探讨这些变量之间的相互作用，本研究期望能够为促进组织创新和员工个人发展提供实证基础和理论支持，并为管理领域贡献新的知识和见解。

继续深入探讨员工心理授权感知与工作创造力之间关系的研究理论意义，我们还可以从以下几个方面进行阐述：

一是理论整合与边界条件的探讨。本研究不仅关注心理授权感知与工作创造力的直接联系，还致力于揭示知识共享、工作压力和组织支持等因素在这一过程中的作用，这有助于整合和扩展现有的理论框架。通过将不同理论视角和概念引入心理授权感知与工作创造力的研究中，本研究促进了跨领域的理论融合，如社会心理学、组织行为学和知识管理等领域的理论。此外，探讨这些变量的边界条件，即在什么情况下这些变量如何影响心理授权感知与工作创造力的关系，可以为理论研究提供更为精细化的理解和解释。

二是动态过程的理解。本研究通过考察中介变量（知识共享）和调节变量（工作压力与组织支持），强调了心理授权感知影响工作创造力是一个动态过程，而不是静态的因果关系。这种动态性体现在员工的心理授权感知可能随时间和情境的变化而变化，而知识共享、工作压力和组织支持等因素则进一步影响这一过程的动态性。这有助于深入理解在不同时间点和不同环境下，如何通过管理实践来有效激发和维持员工的创造力。

三是跨文化视角的探索。将心理授权感知与工作创造力的研究放在跨文化的背景下，可以探讨文化差异如何影响心理授权感知与工作创造力之间的关系。不同文化背景下的员工可能对心理授权感知有不同的理解和体验，这可能会影响知识共享的过程以及工作压力和组织支持的调节作用。因此，本研究有助于丰富跨文化管理领域的理论和实践，为其提供更为全球化的管理策略建议。

四是创新与创造力的深层机制探讨。本研究通过深入探讨心理授权感知与工作创造力之间的关系，旨在揭示创新和创造力背后的心理和行为机制。这包括理解员工如何内化心理授权感知并将其转化为创造性思维和行为，以及知识共享和组织环境因素如何促进或阻碍这一过程。这种对创新与创造力深层机制的探讨，不仅对理论研究具有重要意义，也为在实践中如何设计和实施激励机制提供了指导。

五是对未来研究方向的启示。本研究的理论意义还在于为未来的研究提供了新的方向和视角。例如，未来的研究可以进一步探索其他潜在的中介变量和调节变量，如员工的个人价值观、团队氛围以及技术支持等。此外，也可以探讨心理授权感知与工作创造力关系在不同行业和组织类型中的普适性和特殊性，以及在远程工作和数字化工作环境下的表现。

本研究不仅对现有理论进行了扩展和深化，也为未来的研究和管理实践提供了丰富的理论基础和实用指导。通过深入探讨心理授权感知与工作创造力之间的复杂关系，本研究有望为促进组织创新和提高员工创造力提供重要的理论和实践见解。

二、实践意义

在当今竞争激烈的商业环境中，企业的成功越来越依赖于其员工的创造力。员工创造力的提升不仅是企业在市场中脱颖而出的重要因素，也是其持续发展和维持竞争优势的关键。个体的创造力直接影响企业的创新能力，进而决定企业的市场份额和行业地位。基于此，本研究探讨了促进员工创造力的心理机制，特别是员工的心理授权感知对其工作创造力的影响，以及知识共享、工作压力与组织支持在此过程中的作用。

在现代企业管理实践中，领导者的心理授权行为对员工的心理感知具有重大影响。当员工感觉到被赋予了足够的自主权和责任时，他们的内在动机会得到激发，从而更倾向于在工作中表现出创造性。本研究通过分析心理授权感知如何影响员工创造力，并探讨知识共享、工作压力和组织支持作为调节变量的角色，为企业管理提供了深刻的洞见。

首先，知识共享在促进员工创造力方面扮演了至关重要的角色。在企业内部建立一个良好的知识共享文化和机制，可以促进员工之间的信息交流和经验传递，为创新提供丰富的土壤。企业应鼓励员工分享他们的见解和想法，通过搭建平台和创建氛围来促进知识的流动，这不仅有利于员工个人能力的提升，也对企业的整体创新能力产生积极影响。

其次，管理者在实施心理授权的同时，还需要注意工作压力和组织支持的平衡。适当的工作压力可以激发员工的潜能和创造力，但过度的压力则可能导致员工的压力过大，影响其工作表现。因此，管理者需要通过提供必要的组织支持，如资源、培训和情感支持，来缓解过度的工作压力对员工的负面影响。这种支持不仅能增强员工的归属感和满意度，还能激励他们面对挑战时展现出更多的创造性。

此外，随着企业规模的扩大，管理者面临的挑战也在增加。为了维持员工的工作积极性和创造力，管理者需要采取更为灵活和多样化的管理策略。

本研究表明，通过理解心理授权感知与员工创造力之间的关系，管理者可以更有效地设计和实施人力资源管理策略，促进企业内部的知识共享，平衡工作压力和组织支持，从而激发员工的创新潜能。

在实践中，管理者需要深入了解员工的心理需求和期望，采取相应的措施来满足这些需求，例如，通过培训提高员工的技能和知识水平，建立一个开放和包容的工作环境，鼓励员工提出新想法，并对创新进行奖励。同时，管理者也需要注意个体差异，采取定制化的管理策略来满足不同员工的需求，从而最大化地激发每个员工的创造潜力。

本研究不仅提供了关于员工心理授权感知与工作创造力之间关系的理论洞见，还为企业管理者如何通过心理授权感知、知识共享、适度的工作压力以及充分的组织支持来促进员工创造力提供了实践指南。这些发现对于那些致力于提高员工创新能力和企业竞争力的企业来说，具有重要的实践意义。通过实施这些策略，企业不仅能够提高员工的工作满意度和忠诚度，还能促进企业的持续创新和发展，最终实现市场份额的扩大和行业地位的提升。

我们也可以从企业文化建设、人才培养策略以及长期发展规划等方面进行研究探讨。

企业文化是企业精神和价值观的体现，对员工的行为模式和工作态度具有深远影响。在心理授权感知的框架下，强化企业文化建设，尤其是那些鼓励创新、支持自由交流和知识共享的文化，对于提升员工工作创造力至关重要。企业应致力于创建一个开放的环境，鼓励员工提出创新的想法和解决方案，无论这些想法是否最终被采纳。通过这样的文化氛围，员工会感到他们的贡献被重视，进而增强他们的归属感和满意度，最终激发他们的创新潜力和提高整体的工作创造力。

人才是企业发展的关键，因此，企业需要通过有效的人才培养策略来提升员工的技能和知识水平，特别是在促进创新和创造力方面。这包括提供定期的培训和学习机会，让员工掌握最新的行业知识和技术技能。此外，企业还应鼓励员工参与跨部门的项目和团队合作，以促进跨领域的知识交流和创意碰撞。通过这样的人才培养策略，企业不仅能够提高员工的专业能力，还能够激发员工的创新思维，为企业的长期发展储备核心竞争力。

在企业的长期发展规划中，管理者应当充分考虑心理授权感知、知识共享、工作压力和组织支持等因素对员工创造力的影响。通过制定具有前瞻性的人力资源管理策略，企业可以更有效地激发员工的潜能，提升团队的创新能力。这包括设计灵活的工作机制，提供有竞争力的福利和奖励体系，以及建立一套公平、透明的晋升和评价体系。这样的长期发展规划有助于吸引和保留人才，同时提升员工的工作积极性和创造力，为企业的持续发展和市场竞争力的提升打下坚实的基础。

研究的实践意义远不止于理解心理授权感知对员工创造力的影响。它提供了一个全面的视角，帮助企业管理者认识到在促进员工创造力的过程中，需要考虑的多个相互关联的因素，包括企业文化的建设、人才培养策略的设计，以及长期发展规划的制定。通过实施这些策略，企业不仅能够激发员工的创新潜力，还能够提升整个组织的竞争力和市场地位。在这个过程中，企业将能够构建一个充满活力、支持创新和知识共享的工作环境，为实现可持续发展和长期成功奠定坚实的基础。

第五节　研究方法与技术路线

本研究主要以文献研究和实证研究的方法，在以往文献研究的基础上，通过企业员工问卷调查，再进行数据回归分析，验证假设，得出研究结论。数据分析拟采用SPSS 26进行统计分析。数据分析主要包括四个步骤：

第一，对企业员工采用问卷调查，采集的数据进行人口统计学变量描述性统计分析，主要包括性别、年龄、婚姻状况、工作年限、学历等。

第二，对所有研究变量（心理授权、知识共享、工作压力、组织支持、工作创造力）进行其维度的信效度检验，并进行相关性分析，在此基础上，对研究员工的人口统计学变量是否作为控制变量进行差异分析，即独立样本

T 检验或方差分析。

第三，采用回归分析的方法对所提出的研究假设逐一进行验证，同时检验中介变量以及调节变量的作用。

第四，对研究结果进行讨论，分别说明各变量相互的影响作用，阐明研究的理论意义和实践意义，并对企业发展提出一定的管理建议以及本研究的局限与不足之处。

本研究的技术路线如下：

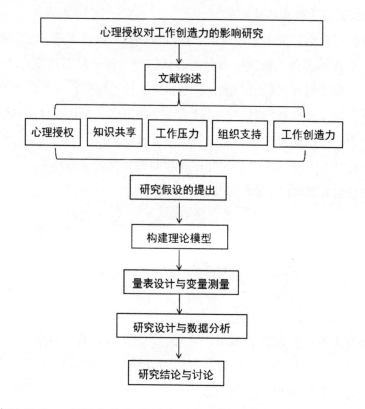

在方法论上，本研究首先通过广泛的文献回顾，梳理了心理授权感知、知识共享、工作压力、组织支持与工作创造力等变量之间的理论联系和潜在作用机制。这一阶段的文献研究不仅为研究假设的提出提供了坚实的理论基础，而且对于设计问卷调查和后续的数据分析策略具有指导意义。

随后，本研究通过精心设计的问卷调查，从多家企业收集了大量员工的反馈数据。问卷设计考虑了各种人口统计学变量，如性别、年龄、婚姻状况、工作年限和学历等，确保了研究数据的全面性和多维度。对采集到的数据进行了描述性统计分析，这不仅提供了对样本特征的初步了解，也为后续深入分析奠定了基础。

在数据分析阶段，本研究采用了SPSS 26软件——一个在社会科学研究中广泛使用的统计分析工具。通过该软件，研究对心理授权、知识共享、工作压力、组织支持和工作创造力等核心变量进行了信效度检验，确保了测量工具的可靠性和有效性。接着，笔者对这些数据进行了相关性分析和差异分析，在差异分析过程中，笔者通过独立样本 T 检验或方差分析等方法，探讨了人口统计学变量是否对研究结果产生显著影响。

更进一步，本研究采用了回归分析方法，对提出的研究假设进行了逐一验证。这一分析不仅考察了心理授权感知对工作创造力的直接影响，还探讨了知识共享、工作压力和组织支持等变量是否在这一过程中发挥了中介或调节作用。

在得到实证数据分析的结果后，本研究深入讨论了各变量之间的相互作用关系，揭示了心理授权感知通过哪些路径影响工作创造力，以及知识共享、工作压力和组织支持如何在这一过程中发挥作用。这一讨论不仅为相关的学术领域提供了新的理论见解，也为企业管理实践提出了具有实际价值的建议。

本研究也对自身的局限性和不足进行了批判性反思，提出了未来研究的方向。这一部分的讨论增加了研究结果的透明度和可靠性，同时为后续研究提供了宝贵的启示和建议。通过文献研究与实证研究的深入结合，本研究不仅在理论上对员工心理授权感知与工作创造力之间的关系进行了系统的探讨，而且通过实证数据验证了研究假设，为企业如何通过心理授权感知、知识共享、平衡工作压力和加强组织支持来激发员工创造力提供了实践指导。这些研究成果不仅丰富了相关理论领域的学术讨论，也为企业管理提供了有价值的参考和指导。

我们可以从研究设计、数据分析方法的选择与应用以及研究成果对实践指导的深远影响等方面阐述本研究的深度和广度。

一是研究设计的细致考量。本研究在设计阶段采取了多重措施以确保研究的严谨性和结果的可靠性。首先，通过广泛的文献回顾，本研究不仅建立在坚实的理论基础之上，还对研究领域中尚未被充分探索的空白进行了识别，从而确保了研究的原创性和价值。其次，问卷调查的设计考虑了广泛的人口统计学变量和关键的心理度量指标，旨在全面捕捉影响员工创造力的多种因素。此外，问卷的预测试和反复修订过程确保了测量工具的可靠性和有效性，为后续数据分析提供了高质量的数据基础。

二是数据分析方法的精确应用。在数据分析阶段，本研究的方法论选择体现了对复杂数据处理和深入分析的重视。SPSS 26的应用不仅涵盖了基本的描述性统计分析和信效度检验，更通过相关性分析、差异分析和回归分析等高级统计方法，深入探讨了心理授权感知、知识共享、工作压力、组织支持与工作创造力之间的复杂关系。此外，中介和调节变量的检验为理解变量间的作用机制提供了更细致的视角，使本研究的结论具有更高的解释力。

三是对实践指导的深远影响。本研究的成果不仅丰富了心理授权和创造力的理论研究，更重要的是，为企业管理实践提供了有力的指导。研究指出，通过增强员工的心理授权感知和促进知识共享，可以有效激发员工的工作创造力。同时，本研究也强调了平衡工作压力和加强组织支持的重要性，为企业如何创建有利于员工创造力发展的环境提供了实用建议。这些指导不仅有助于提升员工个体的创新能力，也为企业整体的创新发展战略提供了支撑。

本研究对其局限性的批判性反思和对未来研究方向的展望，为后续的学术探索和企业实践提供了宝贵的启示。这种开放和进取的学术态度，鼓励了更多的研究者和实践者进一步探索员工心理授权感知与工作创造力之间更为复杂的关系及其背后的作用机制。

总之，本研究通过综合运用文献研究和实证研究方法，不仅提升了我们对心理授权感知与工作创造力关系的理解，也为企业如何通过管理实践激发员工创新潜能提供了实践指导。这些研究成果预计将对相关的学术领域和管理实践产生深远的影响，推动企业在不断变化的商业环境中实现可持续发展和创新竞争力的提升。

第六节　研究目的与创新点

一、研究目的

在当今日益激烈的商业竞争环境中，企业的持续创新能力成为其生存和发展的关键。员工作为企业创新的主体，其创造力的发挥对企业的创新能力和竞争力有着决定性的影响。然而，如何有效激发和提升员工的工作创造力，一直是管理学研究中的重要课题。尤其是员工心理授权感知与工作创造力之间的关系，更是近年来学术界和实务界共同关注的焦点。

本研究通过对既有文献的系统梳理与深入分析，发现尽管关于工作创造力的研究颇多，但大多集中于对工作创造力的基本概念解析及其影响因素的探讨上，特别是外部环境、组织内部条件以及员工个人属性等方面。在这些研究中，对于外部因素与工作创造力之间的直接联系并未给予充分关注，有关其影响机制和作用程度的研究相对较少，这表明了现有研究在深度和广度上的不足。相比之下，组织内部条件和员工个人属性对工作创造力的影响得到了广泛认可，尤其是组织支持、员工的个性特征等内部和个体因素，被认为对员工的创造力有显著影响。然而，由于个体差异的存在，这些因素的影响可能会因人而异，其作用机制复杂多变。

鉴于此，本研究选择将焦点聚集在员工心理层面的影响因素上，尤其是探讨领导授权行为后员工的心理感知如何影响其工作创造力。这是基于一个重要的前提，即领导的授权行为本身只是一种激发潜力的手段，真正能够激发员工创造力的是员工因授权行为而产生的心理感知。换言之，员工的心理授权感知在促进工作创造力的过程中起到了核心作用。

本研究的目标在于深入探究员工心理授权感知与工作创造力之间的关系，

进一步明确心理授权的不同维度（如工作意义、自主性、自我效能和工作影响）对员工工作创造力的具体影响。此外，本研究还旨在探讨知识共享作为中介变量，以及工作压力和组织支持作为调节变量，在心理授权感知与工作创造力之间的作用机制，以期揭示更为复杂的影响关系。

为实现上述研究目的，本研究采用问卷调查的方式收集数据，进而运用SPSS 26软件进行数据的回归分析，旨在验证研究假设并得出科学、可靠的结论。在数据分析过程中，本研究首先对收集到的数据进行描述性统计分析，包括人口统计学变量的基本描述，以确保样本数据的代表性和广泛性。接着，通过对心理授权、知识共享、工作压力、组织支持和工作创造力等关键变量的信效度检验和相关性分析，本研究确保了研究工具的准确性和结果的有效性。此基础上，本研究进一步采用回归分析探讨了心理授权感知对工作创造力的影响，以及知识共享的中介作用和工作压力与组织支持的调节作用。

通过对实证研究结果的深入分析和讨论，本研究不仅阐明了心理授权感知与员工工作创造力之间的联系，还揭示了影响这一关系的复杂机制。特别是，在理解了知识共享、工作压力和组织支持在心理授权感知与工作创造力关系中的作用后，为组织如何通过心理授权感知激发员工的工作创造力提供了理论依据和实践指导。此外，本研究也对研究的局限性进行了批判性反思，并提出了未来研究的可能方向，旨在为后续的学术探索和管理实践提供参考和启示。

总体而言，本研究的目的在于，它不仅深化了我们对员工心理授权感知与工作创造力之间关系的理解，同时也为管理者如何有效激发员工创新潜能提供了实证指导。通过深入探索知识共享、工作压力和组织支持等因素的作用，本研究为组织内部创新管理实践提供了新的视角和策略。在未来的研究中，进一步考察其他潜在的中介和调节变量，以及采用更加多样化的研究方法，将有助于全面理解和促进组织和员工的创新能力。

二、研究创新点

前面说到，在如今的商业环境下，企业的持续创新和发展能力越来越多地依赖于员工的工作创造力。员工作为企业创新的主力军，其创造力的发挥至关重要。那么，如何有效激发和提升员工的工作创造力成为企业管理和学术研究的热点话题。在探索员工工作创造力的激发机制时，本研究采取了一种独特的研究路径，深入探讨了员工心理授权感知及其对工作创造力的影响，为传统的管理理论和实践提供了全新的视角和深刻的见解。这种方法论上的创新，不仅在学术界引起了广泛关注，而且对于实际的组织管理工作提供了实质性的指导。本研究试图从心理学的角度深入探讨员工心理授权感知对工作创造力的影响机制，并在此基础上提出了几个具有创新性的研究视角。

第一，历来关于员工创造力的研究大多从领导的角度出发，探讨不同的领导行为，如变革型领导和谦卑型领导如何影响员工的创造力。这些研究虽然提供了领导行为对员工创造力影响的重要视角，但却忽视了一个核心问题，即员工个体对于授权的心理感知及其对工作创造力的直接影响。因此，本研究试图从一个全新的角度，即员工个体的视角，深入分析心理授权感知对工作创造力的影响机制，这一转变为理解员工创造力的激发机制提供了新的视角。

新颖之处在于，它从员工的个体心理感知出发，探讨这些心埋感知如何直接影响工作创造力。这种视角的转变强调了员工主体性的重要性，将研究焦点从领导者的行为转移到员工的内在感知上。这一转变为组织提供了另一种激发员工创造力的途径：通过直接增强员工的心理授权感知来提升他们的创造力，而不是仅仅依赖于改变领导行为。

这种研究视角的转变为管理实践提供了新的启示——强化员工的心理授权感知可以作为提升工作创造力的一个独立而有效的策略。在实际操作中，管理者可以通过改善工作环境、提供更多的自主权、给予正向反馈和认可，以及创造有意义的工作角色，来促进员工的心理授权感知，从而激发其创造潜能。

第二，通过广泛的文献回顾，本研究发现尽管心理授权通常被作为一个中介变量来分析领导风格与员工创造力之间的关系，但将心理授权直接作为自变量来探讨其对员工工作创造力的影响的研究却相对较少。这一发现促使笔者直接将心理授权的四个维度——工作意义、自主性、自我效能感和工作影响——作为研究的出发点，探讨它们对员工工作创造力的具体影响，并特别分析了这些维度中哪些对员工创造力的影响更为显著。

这些维度相互作用，共同形成了一个支持创造力发展的环境。通过深入理解和有效管理这些心理授权的维度，组织不仅可以提高员工的创造力，还可以增强员工的整体工作满意度和效率。在实际操作中，管理者可以通过设定明确的目标、提供足够的资源和支持、建立一个鼓励创新和接受失败的文化，来有效地利用这些维度激发员工的工作创造力。

第三，考虑到个体的创造力行为建立在一定的知识储备基础上，本研究引入了知识共享作为心理授权与员工工作创造力之间的一个重要中介变量。在一个促进知识共享的组织氛围中，员工更加愿意与他人进行沟通交流，这不仅可以增强员工的责任心，还可以通过交流的过程激发创意和创新思维。从这一角度展开的探讨，进一步丰富了心理授权感知对员工工作创造力影响机制的理论构建，使之更为完整和深刻。

知识共享在此过程中起到了桥梁的作用，将员工的心理授权感知和工作创造力有效地连接起来。在组织中创建一个促进知识共享的环境，不仅能增强员工的责任心和归属感，还能激发员工之间的思想碰撞和知识融合，从而催生更多创新思维和创造性成果。这一发现，为组织如何通过构建知识共享的文化和机制来促进员工工作创造力提供了具体的操作路径。

第四，本研究通过将工作压力和组织支持作为调节变量引入研究模型中，开辟了心理授权与工作创造力之间研究的新路径。这不仅验证了组织内部因素如何影响员工的创造力，而且还揭示了在不同程度的调节变量作用下，心理授权感知与工作创造力之间的关系会发生怎样的变化。这种多维度的研究视角为未来的研究提供了新的思路和方向，特别是在特定文化和组织背景下如何有效应用心理授权以促进员工创造力的探索。

本研究进一步丰富了心理授权与工作创造力之间关系的理论框架。研究不仅说明了工作压力和组织支持如何影响心理授权感知与工作创造力之间的关系，而且还揭示了在不同程度的压力和支持环境下，这种影响会如何变化。

这一研究不仅为理解心理授权感知对员工工作创造力影响的复杂性提供了新的视角，也为管理者如何在实践中调整策略，以适应不同的工作环境和员工需求提供了理论依据和实践指导。

综上所述，本研究不仅从新的角度出发，深化了我们对员工心理授权感知与工作创造力之间关系的理解，而且为管理实践提供了有益的理论支持和指导。通过探讨心理授权的多维度影响、知识共享的中介作用以及工作压力和组织支持的调节作用，本研究构建了一个全面的理论框架，旨在揭示如何通过心理授权激发员工的工作创造力。这些发现对于促进组织创新和提升竞争力具有重要的意义。未来的研究可以在本书的基础上，进一步探索心理授权与工作创造力之间的复杂关系，尤其是在不同的文化和组织环境中如何有效地实施心理授权策略，以激发员工的创造潜能，为组织带来更大的发展和创新。

第三章

心理授权与工作创造力关系的相关变量研究

第一节　心理授权变量的研究

一、心理授权的概念

在当代社会，随着知识经济的飞速发展和企业竞争环境的不断变化，员工的角色和期望也在发生着根本性的转变。越来越多的员工拥有较高的学历和文化背景，他们不再满足于执行单调、枯燥且不变的工作任务，而是渴望能够参与企业的决策过程中，与企业共同成长，为企业的发展贡献自己的智慧和力量，实现个人价值的最大化。这种转变促使企业管理者和学术界对员工授权给予了前所未有的关注。

授权，作为一种管理策略和理念，最早由 Spreitzer 在 1997 年提出，根植于参与式管理理论和员工参与理论之中。[①] 历史上，学者们如 Cotton，Locke 与 Schweigert，Manger 等，已经提出员工应被纳入企业的日常管理和决策过程中，以分享决策权和提高员工的归属感及责任感。这种参与不仅可以改善员工的工作态度，还能显著提高工作绩效。Bowen 和 Lawler 进一步强调，为了使员工能够更快、更准确地掌握企业信息，应降低管理层级，并且通过对员

---

① SPREITZER G M. A Dimensional Analysis of the Relationship Between Psychological Empowerment and Effectiveness Satisfaction and Strain [J]. Journal of Management, 1997, 23 (5): 679–704.

工的培训提升其处理信息的能力，从而使企业价值最大化。

　　随后，学术界对"授权"概念的研究愈发深入，但由于研究视角和领域的差异，对心理授权的定义也呈现多样性。授权的研究可以被大致分为两个层面：一是企业领导权力的下放，即与员工分享决策权的行为；二是员工对于领导授权行为的心理感知过程，即员工的心理认知过程。本书聚焦于后者，探讨员工的心理授权感知对其工作创造力的影响。

　　心理授权，根据 Thomas 和 Velthouse 的定义，是员工感到自己被授权并拥有一定权力的心理状态，这种状态是员工感到满足和被激励的前提。[①] 心理授权是一种综合的心理感知状态，它不仅取决于员工对工作的个人评价，还包括他人对相同工作的看法。Spreitzer 将心理授权定义为一种内在的动力，这种动力源于员工的感知，包括工作的意义、完成工作的信心、自主性以及工作的影响力。

　　本书认为心理授权是一个多维的概念，涵盖了工作意义、自我效能感、自主性和影响力四个维度。工作意义体现在员工感到自己的工作对个人和组织有价值，自我效能感源于员工对自己完成任务的能力有足够的信心，自主性则体现在员工在工作中的自主决策能力，影响力则是指员工的工作在组织中产生显著影响的能力。中国学者李超平指出，关注个体的内心体验是理解心理授权本质的关键。

　　在这样的理论框架下，探究心理授权对员工工作创造力的影响成为一项具有挑战性的任务。工作创造力作为企业创新的源泉，需要不断地被激发和提升。在知识经济时代背景下，员工的心理授权感知是影响其创造力发挥的关键因素之一。只有当员工感到自己被赋予足够的权力、在工作中感到有意义、对自己的能力有信心、能够自主地工作并且认为自己的工作能够对组织产生影响时，他们的创造力才能被最大限度地激发。

　　因此，企业管理者和决策者应重视构建一个促进心理授权的工作环境，通过有效的沟通、透明的信息共享、充分的培训以及合理的权力下放，提高

---

　　① THOMAS K W, VELTHOUSE B A. Cognitive Elements of Empowerment: An "Interpretive" Model of Intrinsic Task Motivation [J]. Academy of Management Review, 1990, 15: 666–681.

员工的心理授权感知。同时，企业还应通过建立一套完善的激励机制和文化氛围，进一步激发员工的工作热情和创造力，从而促进企业的创新发展和竞争优势的形成。

心理授权作为一种复杂的心理感知状态，对员工的工作创造力产生着深远的影响。通过深入理解心理授权的多维度特性，并在此基础上采取有效的管理策略，不仅能够激发员工的工作激情和创造力，还能够为企业的持续发展和竞争优势的构建提供强有力的支持。未来的研究应进一步探讨心理授权与工作创造力之间的动态关系，以及如何在不同文化和组织背景下有效实施心理授权策略，以促进员工和组织的共同成长和发展。

在探索心理授权与员工工作创造力之间的关系时，我们必须深入理解授权在现代组织中的重要性和复杂性。随着全球化和技术革新的加速，企业面临的挑战和机遇前所未有，这要求员工不仅要具备执行日常任务的能力，更要有创新思维和解决问题的能力。在这种背景下，心理授权不仅是一种管理策略，更是一种激发员工潜能、促进组织创新和持续竞争力的关键因素。

心理授权感知能够显著影响员工的内在动机，激发他们追求卓越和创新的热情。当员工感觉到自己的工作有意义，认为自己有能力完成工作任务，能够在工作中做出自主决策，并且相信自己的工作能够对组织产生积极影响时，他们的满意度和参与度会显著提高。这种积极的心态不仅促进了员工个人能力的提升，也为企业创新提供了源源不断的动力。

然而，要在组织中实现有效的心理授权，并非易事。这要求管理者具备高度的领导智慧和前瞻性，能够准确识别和评估员工的能力和潜力，制定合理的授权策略，确保权力的正确下放。同时，组织文化的建设也至关重要，应营造开放和共享的文化氛围，促进信息的流通和知识的共享，为员工提供充分的资源和支持，帮助他们克服工作中的挑战，增强自信心和自主性。

此外，注重员工培训和发展也是实现心理授权的关键环节。通过提供专业培训和持续学习的机会，员工不仅能够提升自己的技能和知识，更能够增强对工作的掌控感和影响力。这种能力建设不仅有利于员工个人职业生涯的发展，也为企业培养了一支能够适应快速变化环境、不断创新和提升竞争力的人才队伍。

在实践中，心理授权的实施需要制定细致的计划和策略，包括明确授权的目标和范围、建立评估和反馈机制、确保授权过程的透明和公正。通过这些措施，可以确保授权行为能够得到有效执行，同时也能够及时调整和优化授权策略，确保其符合组织和员工的发展需求。

总之，心理授权作为一种深刻影响员工行为和组织绩效的管理理念和实践，其重要性在当今复杂多变的商业环境中愈发凸显。通过深入研究心理授权与员工工作创造力之间的关系，我们不仅能够为理论提供新的见解，也能够为企业管理提供实用的指导和策略。为了实现心理授权的最大化效果，组织需要不断探索和创新，建立一个支持、鼓励和激励员工参与决策、共享信息、不断学习和创新的文化环境，从而激发员工的创造力，推动组织持续发展并取得成功。

二、心理授权的维度与测量

在当今日益复杂且充满挑战的商业环境中，心理授权作为一种提升员工动力、激发创造力和提高组织绩效的关键机制，受到了管理者和学者的广泛关注。心理授权不仅关系到员工个人的成长和发展，也是组织创新能力的重要来源。因此，深入了解心理授权的维度及其测量，对于推动组织和员工共同发展具有重要意义。

（一）心理授权的维度与测量研究回顾

随着研究的深入，学者们对心理授权的维度和测量进行了大量的探讨和实证研究。通过综合分析以往的研究成果，心理授权的结构主要从概念的维度出发，形成了单维说、三维说以及四维说等不同的理论观点。

1. 单维说：自我效能感的认知

早期的研究主要将心理授权视为一种动机过程，强调员工对自我效能感的认知是心理授权的核心。如 Conger 所指出，授权能够提升或削弱员工的自我效能感，而管理者的授权方式若操作不当，可能导致权力失控，最终对组织绩效产生负面影响。^①这种观点认为，只有通过关注授权后个体的心理体验，才能真正把握授权的积极效应。

在探讨心理授权的理论发展中，单维说占据了一个基础而又重要的位置。这一理论视角主要将心理授权视为一种影响员工动机的过程，强调员工对自我效能感的认知是心理授权的核心。在这个框架下，自我效能感指的是员工对自身完成任务的能力的信念和感知。根据 Conger 的观点，授权不仅可以增强员工的自我效能感，也存在削弱这一感觉的可能性。这种双向作用体现了授权策略的复杂性和风险性。例如，当管理者通过授权策略增加员工的自主性和责任感时，如果员工成功应对挑战，他们的自我效能感通常会增强。然而，如果授权过程中缺乏必要的支持或资源，或者员工没有准备好接受这样的责任，就可能导致他们的自我效能感受损，进而影响其工作表现。Conger进一步指出，不当的授权管理可能导致权力失控，从而对组织绩效产生负面影响。他强调，授权的效果具有不确定性，这促使学者们将研究焦点从简单的授权行为转向了心理授权的更深层次探讨。特别是，他建议研究者从被授权个体的心理感知角度出发，深入分析授权如何影响员工的内在动机和行为表现。此外，Conger 还提出，传统的研究范式应当进行调整，从过度关注上下级的权力移交转变为关注授权后员工的实际体验和感受。他认为，只有当员工真正感受到被授权时，授权的正面效应才能充分发挥，从而提升组织的整体绩效。这一理论观点对实际管理实践具有重要启示。管理者在实施授权策略时，不仅需要考虑如何有效地转移权力，更要关注授权后员工的心理状态和反应。通过关注员工的自我效能感、提供适时的支持和反馈，以及创建一个鼓励和认可的工作环境，我们可以使授权的积极影响最大化，从而促进员工的个人成长和组织目标的实现。

2. 三维说：自控力、自我效能感与目标内化

随着研究的进一步发展，Menon 等人提出心理授权具有三个维度：自控力、

---

① CONGER J A，KANUNGO R N. The Empowerment Process：Integrating Theory and Practice［J］. Academy of Management Review，1988，13（3）：471-482.

自我效能感以及目标内化，[①]并开发了相应的量表。这一理论框架强调，除了自我效能感外，员工的自控力和对组织目标的内化也是心理授权的重要组成部分。这种观点为心理授权的多维性提供了新的理解角度。

三维说是对心理授权理论的一种深化和扩展。此理论将心理授权视为一个多维的心理状态，包括自控力、自我效能感和目标内化三个基本维度，这种分类为理解员工如何在组织中感受到被授权提供了新的视角。首先，自控力，或者说感知到的控制力，指的是员工在工作环境中感受到的掌控程度。当员工感觉到他们能够对工作过程和结果施加影响时，他们的积极性和工作满意度通常会提高。这种感觉可以增强员工的参与度和对工作的承诺。其次，自我效能感在这一理论框架中继续扮演重要角色。它描述了员工对自己完成任务能力的信心。高自我效能感的员工更有可能在面对挑战时保持坚韧不拔，因为他们相信自己具备完成任务的能力。这不仅增强了个人的职业发展能力，也有助于提高组织效率。最后，目标内化是指员工如何将组织的目标和价值观内化为自己的动机。这种内化过程使员工在追求个人目标的同时，也在无形中推动了组织目标的实现。当员工深刻理解并认同组织的长远目标时，他们的工作行为更加自发和具有目标导向，这对组织的整体绩效是极其有益的。Menon 通过研发包含九个题项的量表，系统化地测量这三个维度，为后续研究提供了实证工具。他的研究强调，目标的内化是心理授权中最为显著的因素，这一发现挑战了传统观念中重视控制力的看法。接着，Fulford 和 Enz 在这一基础上进一步拓展了心理授权的维度，将工作意义和个人影响力也纳入三维说的范畴。这种维度的扩展为理解员工如何在个人层面上感受到工作的重要性和影响力提供了理论支持。[②]此外，Zimmerman则从更广泛的角度划分心理授权的三个维度：内在成分、相互作用成分及行为成分。这种分类强调了心理授权不仅是个体的内部体验，也包括了员工如

---

① MENON S T. Psychological Empowerment: Definition, Measurement, and Validation [J]. Canadian Journal of Behavioural Science, 1999, 31（3）: 161-164.

② FULFORD M D, ENZ C A. The Impact of Empowerment on Service Employees [J]. Journal of Managerial Issues, 1995, 7（2）: 61-175.

何通过互动和行为表现出心理授权的效果。[①] 这些理论的发展和完善，不仅丰富了我们对心理授权的理解，也为管理者如何有效地运用授权策略提供了参考。通过关注员工的自控力、自我效能感及其与组织目标的内化程度，管理者可以更加精准地设计激励机制，从而提高员工的工作满意度和组织绩效。

3. 四维说：工作意义、自我效能感、自主性与工作影响力

在单维说和三维说的基础上，Thomas 和 Velthouse 进一步引入四维说的概念，将心理授权定义为工作意义、自我效能感、自主性和工作影响力四个维度的心理认知状态。Spreitzer 在此基础上开发了相应的量表，为心理授权的测量提供了有效工具。这一理论框架已被广泛接受，并成为心理授权研究的主流观点。

首先，工作意义维度关注于个体对其工作价值的认知和评价。在这一维度中，工作不仅是完成任务的手段，还是与个人价值观和目标密切相关的活动。当员工认为自己的工作具有重要的社会意义或个人意义时，他们感受到的心理授权会更强，因为这种认知赋予了他们的工作以更高的价值。其次，自我效能感维度强调个体对自己完成工作任务能力的信心。这种感觉来源于过去成功的经历以及对自身技能和资源的正面评估。高自我效能感使员工更有可能挑战困难的任务，并在面对挫折时展现出更大的韧性。再次，自主性维度关系到员工在其工作过程中的自主性和决策自由度。当员工能够对工作的执行有更多的话语权和决定权时，他们的工作满意度和投入度往往更高。这种自主性不仅提升了工作效率，也增强了员工对工作的控制感和责任感。最后，工作影响力维度涉及员工对自己工作对组织运营和成效的影响程度的认知。当员工感觉到他们的工作行为可以显著影响组织的结果时，他们会感受到更大的责任感和成就感。这种感知提高了员工的参与度和对组织的忠诚度。Spreitzer 在 1995 年基于这四个维度开发了一份包含 12 个题项的量

---

① ZIMMERMAN M. Taking Aim on Empowerment Research: On the Dlistinction Between Individual and Psychological Conceptions [J]. American Journal of Community Psychology, 1990, 18（1）: 169–177.

表，每个维度包含3个题项，用以测量心理授权的不同方面。此量表经过广泛的实证研究，证明了其在不同文化和组织背景下的适用性和可靠性。这四个维度共同构成了心理授权的全貌，揭示了心理授权对员工行为和态度的深远影响。在实际应用中，了解这些维度可以帮助管理者设计更有效的授权策略，通过增强员工的心理授权感，激发他们的潜能，提高组织的整体绩效。采用Spreitzer的心理授权量表，本研究将能够更准确地测量和分析员工对领导授权行为的感知，从而确保研究结果的准确性和实用性。

（二）心理授权维度的深入解析

1. 工作意义

工作意义是心理授权中最为核心的维度，它涉及员工对自己工作价值和重要性的认知。当员工感觉到自己的工作与个人价值观相契合，能够为组织目标做出贡献时，工作意义感便得以提升。这种感觉能够极大地激发员工的工作热情和创造力，促进其积极参与工作。

2. 自我效能感

自我效能感是指员工对自己完成工作任务的能力有足够信心。当员工认为自己具备完成任务的知识、技能和资源时，自我效能感便会增强。这种心理状态不仅会影响员工的工作表现，还会影响其面对挑战时解决问题的能力。

3. 自主性

自主性强调员工在工作过程中的自主性和控制力。心理授权让员工感觉到自己在决定工作方法、安排工作进度等方面有一定的自主权，这种感觉能够提升员工的参与度和满意度，促使他们以更加积极主动的态度参与工作。

4. 工作影响力

工作影响力的大小涉及员工对自己的工作能否对组织运营和发展产生重大影响的认知。员工当感觉到自己的工作贡献被组织认可，并能对组织的成长和成功产生实际影响时，会增强其对工作的投入和创新意愿。反之，则员工可能会消极处之。

（三）心理授权量表的应用与实证研究

Spreitzer 的心理授权量表为研究提供了一种可靠的测量工具，可以帮助学者和管理者准确评估员工的心理授权感知。这一量表的广泛应用，不仅证实了其在不同文化和组织背景下的适用性，也为研究心理授权与员工行为、组织绩效之间的关系提供了坚实的基础。

在未来的研究方向，心理授权将作为一种复杂的多维心理认知状态，其对员工的工作态度、行为和绩效产生深远的影响。通过深入探讨心理授权的构成维度及其测量，本研究不仅为理解心理授权的内涵提供了新的视角，也为实践中如何有效实施心理授权策略提供了指导。未来的研究可以进一步探索心理授权与其他组织变量之间的关系，如组织文化、领导风格等，以及心理授权在不同文化和组织背景下的差异性和适用性，为全球化时代下的组织管理提供更加丰富的理论和实践指导。

在深入探讨心理授权及其对员工行为和组织绩效影响的研究路径上，我们不仅需要对心理授权的构成和测量有深刻理解，还需认识到心理授权在不同组织文化和管理实践中的独特作用和表现。心理授权的四个维度——工作意义、自我效能感、自主决定和工作影响力——共同构成了一个强大的内在动力框架，这个框架不仅能够促进员工个人能力的发展和自我实现，也能够为组织创新和绩效的提升提供动力。

工作意义是心理授权框架中的基石，它与员工的价值观、信念体系和个人目标紧密相连。在一个充满挑战和变化的工作环境中，能够找到工作的意义和价值，是激发员工积极性和创造力的关键。因此，组织和管理者应致力于创造一个使员工能够实现个人价值、与组织目标相融合的工作环境，通过提供有意义的工作内容、明确的工作目标和积极的反馈机制，帮助员工建立起对工作的正面认知和积极态度。

自我效能感作为心理授权的另一个关键维度，强调了员工对自己完成工作任务能力的信心。组织可以通过多种方式增强员工的自我效能感，如提供必要的资源和支持、设定合理的挑战性目标、鼓励员工参与决策、提供培训和发展机会等。增强员工的自我效能感不仅能够提升其工作绩效，还能激励其在面对挑战和困难时更加积极主动。

自主性的提升，要求组织在管理实践中下放适当的决策权，让员工在工作中拥有一定程度的自由和选择权。员工在享有一定自主权的同时，能够更加灵活地应对工作中的问题和挑战，从而促进创新思维和提高解决问题的能力。组织应通过建立开放的沟通渠道、鼓励跨部门协作、提供跨职能培训等措施，增强员工的自主性和控制感。

员工对工作影响力的认知，不仅关系到员工的工作满意度和投入度，还直接影响组织的整体绩效。当员工认为自己的工作能够对组织产生实际影响时，他们更愿意投入精力，寻求创新的方法来提高工作效率和质量。因此，组织应通过明确展示员工工作成果对组织目标的贡献、建立公正的奖励和认可体系等方式，增强员工的工作影响力感知。

心理授权量表的广泛应用和实证研究的积累，为心理授权理论的发展提供了坚实的基础。未来的研究可以进一步探索心理授权与其他心理和组织变量之间的关系，比如组织信任、员工福祉、团队合作精神等，以及心理授权在不同组织文化和行业背景下的差异性和适用性。此外，随着全球化和技术进步的加速，远程工作和虚拟团队成为新常态，探索心理授权在这些新兴工作模式中的作用和影响，也将为组织管理提供新的视角和策略。

综上所述，心理授权作为一种重要的组织管理理念，其在促进员工成长、提升组织绩效和创新能力方面的作用不容忽视。通过深入理解心理授权的构成、测量及其在不同组织环境中的应用，我们可以更有效地激发员工的潜能，构建一个更加积极、高效和创新的工作环境。未来的研究和实践应继续探索和深化心理授权的理论框架，为实现组织和员工的共同发展提供更加科学和实用的指导。

三、心理授权的后果变量研究

在当前经济全球化的背景下，企业面临的竞争压力和挑战前所未有地加剧，这不仅要求企业必须持续进行技术创新和产品革新以保持市场的竞争力，还要求企业能够充分激发和利用员工的创造力，使其成为企业持续创新和发展的重要基础。因此，心理授权与员工创造力之间的关系成为学术界关注的焦点。本书从心理授权的概念出发，深入探讨其对员工创造力及其他后果变量的影响，旨在为企业管理提供理论支撑和实践指导。

心理授权，作为一种心理感知，影响着员工的工作态度和行为模式。当管理者有效地分享权利时，员工往往能感受到更强的工作自主性和责任感，这不仅增强了他们对完成工作的信心，也让他们觉得工作更具意义。正如 Conger 和 Kanungo 所述，员工会利用自身的权力去寻找解决问题的新方法，而不是被动地求助于上级。这种主动寻求解决方案的过程极大地促进了员工创造力的发展。

Thomas 和 Velthouse 进一步指出，心理授权能够鼓励员工在工作中不拘泥于传统的程序和方式，而是自主地探索新的方法和路径，以更高效地达成工作目标。此外，当员工感知到心理授权时，他们更容易获取到组织的关键资源，如资金和信息，这些资源的可用性是创新和创造力发展的重要条件。通过授权，员工能更自由地利用这些资源进行工作创新，从而表现出更高的创造力。

除了对员工创造力的直接影响，心理授权还与一系列重要的结果变量密切相关。例如，心理授权能够提高员工的工作满意度和组织承诺，因为员工感受到的高度自主性和对工作的影响力使他们对工作和组织有更强的归属感。同时，心理授权还能降低员工的离职倾向，提高组织的留存率，因为员工在感知到高度的自主性和影响力后，更愿意长期为组织贡献力量。

此外，心理授权还与团队合作有着紧密的联系。当员工感受到心理授权时，他们更愿意与同事分享信息和资源，促进团队内的协作和创新。这种团队内的积极互动进一步增强了团队的凝聚力和创造力，为组织带来了更大的竞争优势。

然而，实现心理授权的积极后果并非没有挑战。管理者需要精心设计授权过程，确保权力的适当下放，并通过建立透明的沟通机制和公正的评价体系，支持员工的自主探索和创新尝试。此外，培养一个支持创新、容忍失败的组织文化同样重要，这样的文化环境能够鼓励员工在享受心理授权的同时，勇于尝试新思路和方法，即使面对失败也能从中学习和成长。

综上所述，心理授权作为一种促进员工创造力和其他正向结果变量的重要心理机制，对于企业创新和竞争力的提升具有重要意义。通过深入理解心理授权的构成、影响机制及其产成的广泛影响，企业管理者可以更有效地设计和实施授权策略，激发员工的潜能，推动组织向更高的目标迈进。未来的研究需要进一步探索心理授权在不同文化、不同组织结构和不同行业背景下的作用差异，以及如何通过技术和管理创新来优化心理授权的实施效果，为全球化时代的组织管理提供更加丰富和深刻的理论与实践指导。

在深入探讨心理授权对员工创造力及其广泛影响的基础上，理解心理授权如何在不同的组织环境中发挥作用，以及如何通过管理实践有效激发员工的心理授权感知，对于推动组织的持续发展与创新具有至关重要的意义。

一是心理授权与员工工作表现之间的正向关系揭示了一种重要的管理实践，即通过增强员工的心理授权感知来促进个体和团队的高效能工作状态。员工在感知到高度的心理授权时，通常表现出更高的工作积极性、更强的责任感以及更大的创新意愿。这些积极的工作态度和行为模式，最终将转化为提升组织绩效的关键因素。

二是心理授权在促进员工个人成长和职业发展方面也发挥着不可忽视的作用。员工在感知到授权的同时，往往伴随着个人能力的提升、职业技能的增强以及职业身份的提升。这不仅有助于员工实现个人价值，也为组织培养了一支高素质的人才队伍，为组织的长远发展提供了坚实的人力资源基础。

三是心理授权对促进组织创新文化的建设也起到了核心作用。在一个鼓励授权和自主的组织文化中，员工更愿意分享知识、交流思想并进行创新尝试。这种文化氛围不仅能够激发员工的创新潜能，还能够促进组织内部的知识积累和创新能力的提升。因此，建立一种支持心理授权的组织文化，是实现组织创新和持续竞争优势的关键。

四是心理授权对增强组织的适应性和灵活性也具有重要影响。在快速变化的市场环境中，拥有高度心理授权感知的员工能够快速做出反应，灵活调整工作策略和方法，以适应外部环境的变化。这种组织的适应性和灵活性是在激烈的市场竞争中生存和发展的重要保障。

然而，实现心理授权的积极效果并非一蹴而就，它需要组织在多个层面进行系统的设计和实施。管理者应该认识到，心理授权不仅仅是简单的权力下放，更重要的是要通过提供支持性的环境、开放的沟通渠道、充足的资源和有效的培训，来激发员工的内在动机和创新潜能。同时，还需要建立合理的激励和评价体系，公正地评价员工的工作表现和创新成果，以鼓励员工持续进行创新尝试和个人发展。

综上所述，心理授权作为一种深刻影响组织和员工发展的管理理念和实践，对于构建具有活力、创新和竞争力的组织具有重要意义。未来的研究和实践应当更加深入探讨心理授权的多维作用机制，探索在不同文化和组织背景下有效实施心理授权的策略和方法，以促进组织和员工的共同成长和成功。

在当今日益激烈的商业竞争和不断变化的市场环境中，企业的创新能力和持续发展能力成为其生存和发展的关键。员工，作为企业创新的主要驱动力，其创造力的发挥对企业的竞争实力有着直接的影响。因此，深入探究如何激发员工的工作创造力，提升企业的整体竞争力，成为管理学领域和企业界共同关注的热点问题。心理授权，作为提升员工工作动力和创造力的有效机制，其在企业管理实践中的应用及效果引发了学者们的广泛研究。

历来学者们对心理授权后果变量的研究主要聚焦于工作态度、工作行为和工作结果三大方面，广泛验证了心理授权对组织承诺、工作绩效、创新行为等方面的正向影响。这些研究成果不仅丰富了心理授权理论，也为企业如何通过心理授权提升员工动力和绩效提供了理论依据和实践指导。然而，在众多研究中，关于心理授权与员工工作创造力之间的关系探讨相对较少，这一领域的研究空白限制了我们对心理授权影响机制全面理解的深度和广度。

因此，本书旨在探讨心理授权与员工工作创造力之间的内在联系，揭示心理授权如何通过影响员工的内在动机、自我效能感、自主性和工作意义感等方面，进而促进员工的创新思维和创造行为，提高员工的工作创造力。通过深入分析心理授权对员工工作创造力的影响机制，本研究不仅能够填补现有研究的空白，也能够为企业管理提供新的视角和策略，帮助企业更有效地激发员工的创新潜能，提升企业的创新能力和市场竞争力。

本研究还将探讨企业如何通过具体的管理实践，如建立开放包容的组织文化、提供充分的资源支持、制定合理的激励机制、开展多元化的员工培训等方式，有效实施心理授权，创造有利于员工创造力发挥的工作环境。通过这些实践活动，企业不仅能够提升员工的工作满意度和忠诚度，还能够促进员工之间的知识共享和协作创新，从而实现企业整体竞争实力的提升。

总之，本研究通过深入探讨心理授权与员工工作创造力之间的关系，旨在为企业如何通过心理授权激发员工的创造潜能、提高企业的创新能力和竞争力提供理论支撑和管理实践指导。这不仅对理论研究具有重要意义，更在实际管理中具有广泛的应用价值和指导意义。未来的研究可以进一步深化心理授权与员工创造力之间的关系研究，探索在不同文化背景和组织环境下心理授权的作用机制和应用策略，为全球化背景下的企业管理提供更加深入和全面的理论与实践指导。

第二节　知识共享变量的研究

一、知识共享的概念

知识共享，作为现代企业管理和组织行为研究中的一个核心概念，近年来引起了学术界和实务界的广泛关注。这一概念的重要性不仅在于它是组织内部创新与学习的基础，更在于它对提升企业的竞争力、促进个体与组织发展具有深远的影响。从各个学术领域的研究来看，知识共享被定义为一种复杂的多维过程，它涵盖了从个体到团队再到组织层面的广泛内容和深刻含义。

从市场交换的角度，知识被视为一种有价值的商品，其共享行为类似于市场中的交换行为。这种观点强调了知识的价值以及通过共享来实现价值最大化的可能性。然而，知识与普通商品不同，它的价值通过交流和共享得到体现和增值。在这一过程中，知识的提供者和接受者通过相互作用，共同促进知识的创新和应用，实现知识价值的倍增。

从知识转化的角度出发，学者们将知识共享视为显性知识和隐性知识在个体间以不同形式进行相互转化的过程。这一观点得到了 Nonaka 和 Takeuchi 等人的经典知识创造转化模型（SECI 模型）的支持。[①] 他们认为，知识的创新和转化需要通过社会化、外在化、组合化和内在化四个阶段的转化，使得个体的知识得以充分交流共享并被有效吸收转化。这一过程不仅加深了个体对知识的理解和应用，还促进了组织知识库的不断扩充和更新。

从信息沟通的角度来看，知识共享被定义为一种动态的双向流动过程，强调了知识提供方与获取方之间的动态互动。这种互动不仅仅是知识的简单传递，更是一种深层次的思想交流和经验分享。这种动态的双向沟通机制有助于建立起组织内部的知识共享文化，促进知识的有效流动和利用。

从组织学习的角度，知识共享被视为员工之间、团队之间的学习和创造过程。这一过程不仅涉及知识的传递，还包括知识提供方对获取方的帮助意愿，以及获取方将新知识融入自己的知识体系中，进而创造出新的知识。这种视角强调了知识共享在促进个体学习、创新思维发展和组织学习文化建设中的重要作用。

从系统的角度来看，知识共享被认为是一个系统性的工程，它旨在通过知识转移的过程和组织学习的手段，实现知识创造的目标。这一观点强调了知识共享过程的系统性和目标性，认为通过建立有效的知识管理系统和学习机制，可以促进组织知识的积累、更新和创新。

综上所述，知识共享作为一个多维度、跨学科的概念，其实质是通过个体、团队和组织之间的互动交流，实现知识的传递、学习和创新。它不仅促进了组织内部知识的流动和创新，还加强了组织对外部变化的适应能力和创新能力，从而提升了企业的整体竞争力。为了有效实施知识共享，组织需要

---

① NONAKA I, TAKEUCHI H. The Knowledge-Greating Company [M]. New York：Oxford University Press，1995.

创建开放包容的文化氛围，建立有效的知识管理和学习机制，鼓励员工积极参与知识共享活动，同时通过技术手段优化知识共享的过程，确保知识的有效流动和应用。通过这些实践活动，组织不仅能够促进员工个人创造力的提升，还能够在一定程度上提升企业整体的竞争力，因此，对知识共享的深入研究和实践应用具有重要的理论和实践意义。

深化对知识共享的理解，我们可以从知识共享的价值、挑战以及促进策略三个维度进行探讨，以揭示知识共享在推动组织发展和员工成长方面的深远影响。

一是知识共享的价值。知识共享在促进组织内部创新和提升竞争力方面扮演着至关重要的角色。首先，知识共享有助于快速传播新技术、新方法和最佳实践，加速组织内部的学习和进步过程。当员工之间自由交流思想、分享经验时，可以激发新的创意和解决方案，从而促进组织的创新活动和产品开发。其次，知识共享能够建立和加强员工之间的信任和合作精神，为构建积极、协作的工作氛围奠定基础。在这种氛围中，员工更愿意贡献自己的知识和努力，共同推动组织目标的实现。此外，知识共享还有助于提高决策质量和工作效率，因为基于更广泛和多样化知识基础的决策往往更为精准有效，能够帮助组织在复杂多变的环境中做出正确的选择。

二是知识共享的挑战。尽管知识共享具有显著的价值，但在实践过程中也面临着一系列挑战。首先是知识壁垒问题，由于组织内部存在的部门隔离、地域分散等因素，使得知识流动受到阻碍，影响知识共享的效率和效果。其次，员工的知识固守心理也是一个不容忽视的障碍。一些员工可能认为自己的知识是竞争优势，担心分享后会失去自己的价值，从而导致知识共享意愿不强。此外，缺乏有效的激励和支持机制也是阻碍知识共享的一个重要因素。如果组织未能提供合适的激励措施和技术支持，员工分享知识的积极性将大打折扣。

三是促进知识共享的策略。针对知识共享面临的挑战，组织可以采取一系列策略来促进知识的有效共享。首先，建立开放和包容的组织文化是基础。通过强化组织内部信任、尊重和合作的文化氛围，鼓励员工之间开放交流和相互支持，可以有效降低知识固守的心理障碍。其次，完善的激励机制对于提高员工分享知识的意愿至关重要。组织应通过物质奖励和精神表彰等方式，对知识共享行为给予积极反馈，以激发员工的积极性。此外，加强知识管理系统的建设和技术支持也是提升知识共享效率的关键。通过建立完善的知识管理平台和工具，如企业社交网络、知识库等，可以促进知识的存储、检索和分享，降低知识共享的时间和成本。

总之，知识共享作为推动组织创新发展的关键力量，对于提升企业竞争力、促进员工成长和构建学习型组织具有重要的理论和实践意义。通过深入理解知识共享的概念、价值和挑战，并采取有效的策略促进组织内外的知识流动和共享，组织可以在复杂多变的环境中获得持续的发展动力，实现长期的竞争优势。未来的研究应进一步探索知识共享的多维机制和影响因素，为企业管理提供更加丰富和深入的理论指导和实践方案。

二、知识共享的维度与测量

在探索知识共享的广阔领域中，对其进行精准测量成了理解和促进知识共享行为的关键。学术界对知识共享的测量进行了深入研究，形成了丰富多样的测量工具和指标，这些工具和指标覆盖了知识共享的多个维度，如共享意愿、态度、能力和行为等，旨在全面描绘知识共享的复杂性及其在组织中的表现形式。

（一）单维量表的应用与局限

单维量表作为知识共享测量的重要工具，主要关注于某一具体维度，如共享行为的频率、共享态度的倾向性以及共享能力的水平等。这类量表以其明确的测量目标和相对简单的应用过程，为快速评估特定知识共享维度提供了便利。例如，Lin 和 Lee 等学者通过量表测量知识共享行为的程度，试图捕捉组织中知识共享的活跃度；[①] 而从态度角度开发的量表，如 Chowdhury 和

---

① LIN H F，LEE G G. Perceptions of Senior Managers Toward Knowledge-Sharing Behaviour［J］. Management Decision，2004，42（1）：108-125.

Huang 等人的研究，则致力于揭示员工对知识共享的心理倾向和文化认同。这些单维量表在揭示特定方面的知识共享现状与问题上发挥了重要作用。然而，单维量表也存在一定局限性，特别是在无法全面反映知识共享复杂性和动态性的情况下，其分析结果可能缺乏深度和广度。

（二）多维量表的开发与应用

针对单维量表的局限，学者们进一步开发了多维量表，以便更全面地捕捉知识共享的复杂性。这些量表不仅包括了共享意愿、态度和能力等基础维度，还拓展了共享方向、内容或形式、范围以及共享的效果等多个维度，力图构建一个立体的知识共享评估体系。例如，Hooff 和 Ridder 将知识共享划分为知识收集和知识贡献两个方向，捕捉了知识共享的双向流动特性；[①] 而在共享内容或形式方面，Bock 和 Zhao 等人依据显性知识和隐性知识、程序性知识和陈述性知识进行划分，揭示了知识共享的多样化表现形式。这些多维度的量表为知识共享的深入研究提供了更为丰富的理论视角和实践指导。

（三）知识共享意愿和行为的综合研究

在知识共享研究中，对知识共享意愿和行为的综合考量尤为重要。知识共享意愿反映了员工分享知识的内在动机和心理准备，是知识共享行为发生的前提条件；而知识共享行为则是意愿转化为实际行动的结果，直接影响组织知识资源的积累和创新能力的提升。因此，研究知识共享意愿与行为之间的关系，有助于深入理解知识共享的动力机制和实现路径，对促进组织内部的有效知识流动和创新活动具有重要意义。

总之，知识共享的测量是一个多维度、多层次的复杂过程，需要综合考虑共享的意愿、态度、能力和行为等多个方面。通过单维量表和多维量表的综合应用，可以全面评估和深入理解知识共享的状态和效果，为组织制定有

---

① VAN DEN HOOFF B, RIDDER J A. Knowledge Sharing in Context: The Influence of Organizational Commitment, Communication Climate and CMC Use on Knowledge Sharing [J]. Journal of Knowledge Management, 2004, 8（6）: 117-130.

效的知识管理策略提供支持。未来的研究应进一步探索知识共享的内在机制，特别是在快速变化的技术和市场环境下，如何通过科技手段和管理创新促进知识的广泛共享和高效利用，以推动组织持续学习和创新，提升组织的核心竞争力。此外，跨文化和跨组织背景下知识共享的特殊性和差异性也是值得深入研究的方向，这将有助于构建更为普适和有效的知识共享模型和策略，促进全球范围内的知识创新和智慧共享。

在深入探讨知识共享的测量与应用的基础上，进一步细化和拓展知识共享的维度与测量不仅是学术研究的需要，也是企业管理实践中不可或缺的环节。知识共享的复杂性和多样性要求我们从更广泛的角度审视和评估其在组织内部的实际效果，以及如何通过具体策略和措施促进知识的高效流动和利用。

一是知识共享的文化建设。构建支持知识共享的组织文化是促进知识共享成功实施的关键。组织文化中对创新和知识共享的态度、价值观念以及行为规范的塑造，对员工的知识共享行为有着深远的影响。鼓励开放交流、尊重个人贡献、容错并鼓励尝试的文化氛围能够显著提升员工的知识共享意愿。因此，组织需要通过明确的价值观传达、榜样的力量以及日常管理实践，培养和维护积极的知识共享文化氛围。

二是知识共享的技术支持。随着信息技术的快速发展，知识管理系统、企业社交平台、在线协作工具等技术手段为知识共享提供了强大的支撑。通过这些平台和工具，员工可以轻松地访问和分享组织内外的知识资源，加速知识的流动和创新。因此，组织需要不断探索和采纳先进的技术解决方案，为知识共享创造便捷高效的条件，同时也要注意培养员工的信息素养和技术应用能力，确保技术工具的有效利用。

三是知识共享的激励机制。有效的激励机制是促进员工积极参与知识共享的重要因素。除了物质奖励之外，对知识共享行为的认可和表彰、职业发展机会的提供以及与知识共享相关的培训和学习支持，都是激励员工知识共享的有效方式。组织需要根据自身特点和员工需求，设计合理的激励政策，激发员工的内在动机，促进知识共享的积极行为。

四是知识共享的挑战与对策。尽管知识共享在促进组织发展方面具有重要作用，但在实践过程中也会遇到知识固化、知识溢出风险、员工抵触等挑战。面对这些挑战，组织需要采取有效对策，如通过建立知识产权保护机制、强化知识安全意识、提升组织内部的信任水平，以及开展针对性的培训和指导，帮助员工克服知识共享的障碍，确保知识共享的顺利进行。

总而言之，知识共享作为促进组织创新和提升竞争力的关键活动，其成功实施需要组织在文化建设、技术支持、激励机制和挑战应对等方面做出全面考虑和系统安排。未来的研究应进一步深入探讨知识共享的机制和效应，特别是在全球化和数字化背景下，如何有效管理和利用跨文化、跨地域的知识资源，以及如何利用新兴技术促进知识的深度共享和创新应用，为知识共享的理论研究和管理实践提供新的视角和方案。

三、知识共享的前因变量

知识共享在促进企业持续创新和维持竞争优势中扮演着至关重要的角色，其背后的动力机制和影响因素自然成为学术界探索的焦点。通过综合国内外的研究成果，可以发现，影响知识共享的前因变量涵盖了知识因素、个人因素和组织因素等多个层面，这些因素共同作用于知识共享的过程，影响其效率和效果。本书将深入探讨这三大类前因变量对知识共享的影响，以及如何通过管理实践来促进知识的有效共享。

（一）知识因素

知识的特征、类型和价值对知识共享行为有着直接的影响。隐性知识由于其难以编码和传递的特性，相较于显性知识，共享隐性知识需要更高的沟通成本和更紧密的人际互动。因此，企业在促进隐性知识共享时，需要提供更多的支持，如强化团队合作、鼓励面对面交流等。同时，知识的价值感知也是影响知识共享意愿的重要因素。当员工认为某项知识对自己极有价值，对自己的职业发展会产生积极影响时，可能会出现知识囤积的现象。因此，培养开放共享的文化氛围，减少员工间的竞争感，是促进知识共享的关键。

（二）个人因素

个人因素，包括员工的心理特征、情感思维、工作动机等，对知识共享同样具有深刻的影响。评价恐惧、随和性、中庸思维、地位竞争动机等个人心理状态和特质，在不同程度上影响着员工的知识共享行为。为了降低评价恐惧，企业可以建立更加公正透明的评价体系，提供安全的知识共享平台，让员工感到在共享知识时不会受到不公正的评价，不会承担负面后果。同时，通过培训和团建活动增强员工的团队协作意识和信任感，也能有效促进知识共享。

（三）组织因素

组织因素是影响知识共享的另一个重要维度，包括领导风格、组织结构、组织文化、薪酬体系等。正式的等级结构可能阻碍知识的自由流动，而扁平化的组织结构则更有利于知识共享。领导风格也对知识共享有着显著的影响，真实型领导可以通过提升员工的道德认同和信任感，促进知识共享。此外，组织文化和薪酬体系也是影响知识共享的关键因素，一个鼓励创新、重视知识贡献的文化环境，以及公平、合理的激励机制，能够有效激发员工的知识共享意愿和行为。

综上所述，知识共享的前因变量是多维度、多层次的，它们共同构成了影响知识共享的复杂网络。为了促进知识的有效共享，企业需要从知识因素、个人因素和组织因素三个层面入手，综合施策。这包括优化组织结构、改善组织文化、提供技术支持、设计合理的激励机制等。通过这些措施，可以构建一个促进知识共享、支持创新发展的组织环境，从而提升企业的竞争力和持续发展能力。未来的研究应进一步深化对知识共享前因变量的理解，探索更有效的管理实践，以应对日益复杂的企业环境和日益激烈的市场竞争。

在继续深入探讨知识共享的前因变量及其对组织发展的影响时，我们需进一步理解和应用这些前因变量在促进知识共享和推动组织创新中的实践意义。知识共享的前因变量不仅揭示了影响知识共享行为的内在和外在因素，也为企业制定有效的知识管理策略提供了理论基础和实践指导。

一是深化对知识因素的理解。在知识因素方面，进一步挖掘和利用知识的特征、类型和价值对于促进知识共享至关重要。组织应积极创建条件，降低隐性知识共享的障碍，比如通过建立专家数据库、举办知识沙龙、推动师徒制度等方式，促进经验和技能的传承与分享。同时，组织也应认识到知识价值的相对性，通过明确知识共享的奖励机制和晋升路径，激励员工将个人看作珍贵的知识来源贡献给组织，实现个人价值与组织发展的双赢。

二是强化个人因素的作用。个人因素对知识共享的影响表明，企业管理者需深入了解员工的心理特征和动机，采取个性化的管理措施。例如，通过心理测试和行为观察来识别员工的评价恐惧、随和性和地位竞争动机等个人特质，然后通过个性化的培训、辅导和团队建设活动，增强员工的信任感、归属感和安全感。此外，鼓励多样性和包容性的组织文化，可以帮助员工克服知识共享的心理障碍，激发其创新和协作的潜能。

三是优化组织因素的影响。组织因素的优化是促进知识共享的关键。领导风格、组织结构和文化、薪酬体系等组织层面的因素，直接影响着员工的知识共享行为。因此，企业管理者应倡导以支持、信任和尊重为核心的领导风格，通过扁平化的组织结构和灵活的工作机制，降低知识共享的障碍。同时，构建以知识共享和创新为核心的组织文化，通过合理的激励和奖励机制，确保员工的知识共享行为能够得到及时的认可和奖励，从而激发员工的积极性和创造力。

综上所述，知识共享的前因变量涉及知识因素、个人因素和组织因素三个层面，这些因素互相交织，共同影响着知识共享的效率和效果。因此，企业在制定知识管理策略时，需要全面考虑这些因素，采取综合性的措施来促进知识共享。未来的研究应进一步探索知识共享的动态过程和机制，尤其是在数字化转型和全球化背景下，如何利用新兴技术和管理理念，打破知识孤岛，构建跨界的知识共享网络，以促进组织创新和竞争力的提升。此外，跨文化视角下的知识共享机制和策略，以及知识共享与组织绩效之间的关系也是值得进一步研究的重要议题，这将为知识共享理论的发展和管理实践的创新提供新的视角和启示。

四、知识共享的结果变量

知识共享作为现代组织管理实践中的一个核心活动，对促进个人和组织层面的创新与绩效具有显著影响。尽管对其结果变量的研究相较于前因变量略显稀少，但已有的文献揭示了知识共享对于推动组织和员工成长的重要作用。本节旨在深入探讨知识共享在个人和组织层面的影响及其机制，进一步阐释如何通过有效的知识共享促进组织创新与提升绩效。

（一）知识共享对个人层面的影响

在个人层面上，知识共享主要通过促进个人创造力和提升个人绩效两个方面发挥作用。个体间的知识共享不仅能够丰富个人的知识库，拓展其认知视野，而且通过激发新的思维和想法，进一步促进个人创新能力的提升。例如，当员工在团队中分享自己的专业知识和经验时，其他成员可以从中获得灵感，产生新的解决方案，从而推动个人创造力的发展。同时，知识共享还能够直接或间接地影响个人绩效。通过共享和学习他人的知识和经验，员工能够更快地掌握工作技能，提高工作效率，从而提升个人绩效。

（二）知识共享对组织层面的影响

在组织层面上，知识共享对于提高组织创新水平、绩效和技术能力等方面同样具有重要意义。组织内部的知识共享活动有助于构建一个知识流动的生态系统，这不仅能够促进组织内部信息的快速传播和更新，而且通过整合不同部门和个体的知识资源，加速组织创新项目的推进。此外，知识共享还能够提升组织的技术能力，通过不断学习和吸收内外部的先进知识，组织能够在技术研发和应用上保持领先地位，从而提升整体绩效。

（三）知识共享的促进策略

为了最大化地发挥知识共享的正面效果，组织需要采取一系列策略和措施。首先，建立和优化知识共享平台是关键，组织应通过内部网络、数据库、社交媒体等工具，提供便捷的知识共享和交流渠道。其次，组织文化的塑造也至关重要，需要营造一个鼓励创新、尊重知识、支持学习的文化氛围，以激发员工的知识共享意愿。此外，设计合理的激励机制，通过物质奖励和精神奖励对知识共享行为进行认可和奖励，也是提升员工积极性的有效手段。

总的来说，知识共享对于个人和组织的发展具有不可忽视的作用，它不仅能够促进个人创造力和绩效的提升，还能够推动组织创新水平和整体绩效的提高。未来的研究需要进一步探索知识共享的细分领域和深层次影响，尤其是在全球化和数字化背景下，探讨如何有效利用新兴技术和管理理念来优化知识共享的机制和过程。此外，研究知识共享在不同文化和组织背景下的差异性和适应性，也是推动知识共享理论发展和实践应用的重要方向。通过深入研究和实践探索，可以为组织提供更加科学和有效的知识共享策略，进一步激发组织和员工的潜力，实现可持续发展和竞争优势的构建。

为了深入挖掘知识共享的深层次价值及其对组织和个人发展的深远影响，需进一步探索知识共享的多维效应及其在实际管理中的应用。这不仅要求组织认识到知识共享的重要性，更需要在策略和实践层面上进行创新和优化。

一是知识共享与组织学习能力的增强。知识共享是组织学习能力增强的基础。在动态竞争环境中，组织的学习能力决定了其适应环境变化、持续创新和提升绩效的能力。知识共享通过促进知识的流动和重组，加速了组织内外知识的吸收和应用，为组织学习提供了丰富的知识资源和创新思维。因此，组织需要通过构建开放的知识共享平台、培育共享和学习的文化、实施有效的知识管理策略等方式，提高组织学习能力，推动组织持续进步和发展。

二是知识共享与员工参与度的提升。知识共享还对提升员工参与度具有积极作用。当员工在知识共享过程中感受到自己的贡献被认可和尊重时，会增强其对组织的归属感和满意度，从而提高参与度和忠诚度。此外，知识共享的过程也是员工能力提升和个人成长的过程，员工通过与他人共享和学习新知识，可以不断拓展自己的能力边界，实现职业发展目标。因此，鼓励员工积极参与知识共享活动，是促进员工成长和提高组织人力资本的重要途径。

三是知识共享与创新文化的培育。进一步而言，知识共享是培育组织创新文化的重要手段。创新文化的核心在于鼓励员工尝试和容错，支持员工发挥创造性思维，共享和实现创新想法。知识共享为员工提供了一个展示创意、交流思想和协作解决问题的平台，有助于激发员工的创新激情和潜能，构建一个充满活力和创新的组织氛围。因此，组织应通过确立支持创新的价值观、实施灵活的管理制度、提供充足的资源支持等措施，培育和强化创新文化。

四是知识共享的战略意义。从战略层面上看，知识共享不仅是一项日常管理活动，更是实现组织战略目标的关键路径。通过有效的知识共享，组织能够建立起强大的知识库，提高决策质量，加快响应市场变化的速度，从而在竞争中获得优势。因此，组织领导者需要将知识共享作为实施战略的重要组成部分，整合资源，优化流程，确保知识共享活动与组织战略目标相一致，最大化地实现知识共享的战略价值。

知识共享作为一种重要的组织资源和能力，对促进个人成长、增强组织学习能力、提升员工参与度、培育创新文化及实现战略目标等方面具有深远的影响。在快速发展和不断变化的商业环境中，有效的知识共享机制不仅能够帮助组织应对挑战，还能够为组织带来持续的创新动力和竞争优势。因此，组织需要从战略高度重视知识共享，通过建立完善的知识管理体系、营造开放共享的文化氛围、实施有效的激励政策等措施，促进知识的广泛共享，推动组织和员工共同成长和发展。未来的研究应进一步探索知识共享在新兴技术和跨文化背景下的实践模式和影响机制，为组织提供更为全面和深入的指导。

五、知识共享的动态性和复杂性探讨

在深入探讨知识共享的动态过程及其对个体和组织发展的影响时，我们可以发现知识共享的发生并非仅由单一因素驱动，而是多种因素相互作用的结果。这些因素不仅包括个人的心理特质和能力，更涉及组织文化、内部人际关系、领导风格等环境因素的综合影响。尤其是在企业环境中，员工的知识共享行为在很大程度上受到了这些环境因素的影响，这反映出知识共享是一个嵌入特定社会和组织环境的复杂过程。

进一步地说，知识共享对于推动组织创新和提升个体的创造力水平具有显著作用。大量研究证实，知识共享能够正向促进个体的创新行为，通过激发新的思维模式和解决问题的方法，提升个体在工作任务上的完成能力。然而，当前的研究在探讨知识共享与员工创造力之间的关系时，往往将重点放在创新行为上，而对于员工在日常工作中展现的创造力——解决工作任务中遇到的问题和挑战的能力——的研究则相对较少。这一点揭示了知识共享与员工创造力关系研究中存在的空白。

更为重要的是，虽然已有研究探讨了知识共享作为中介变量对员工创造力产生的影响，但这些研究并未深入探讨心理授权感知在其中所扮演的角色。心理授权感知，作为一种重要的心理状态，对员工的自我效能感、自主性和参与度等有着直接的影响，从而间接影响其知识共享的行为和态度，最终对员工的工作创造力产生影响。因此，将心理授权感知作为前因变量，探讨其如何通过知识共享这一中介变量影响员工的工作创造力，是一个值得深入研究的领域。

综上所述，知识共享在促进组织和个体发展中扮演着关键角色，其影响机制复杂多样，涉及个人、组织及心理等多个层面。未来的研究应更加深入地探讨知识共享的多元影响因素，特别是心理授权感知与知识共享如何共同作用于员工创造力的提升。此外，研究应进一步拓展到不同类型的组织和文化背景中，探索知识共享在不同环境下的作用机制和优化策略，为组织实现持续创新和竞争优势的构建提供更加全面和深入的理论支持和实践指导。通过这些努力，可以更好地理解知识共享的复杂性和动态性，促进知识的有效流动和利用，推动组织和员工共同成长和发展。

第三节 工作创造力变量的研究

一、工作创造力的概念

创造力，自美国心理学家 Guilford 在 1950 年首次提出以来，一直是心理学和管理学研究的热点领域之一。① 关于创造力的本质和定义，历经数十年的研究探索，学界仍未形成统一的共识。然而，通过对众多学者对创造力的定义和理论的深入分析，可以将创造力的概念归纳为人格特质、过程、结果三大类，这三种视角为我们提供了理解和探究创造力的不同维度。

人格特质论认为创造力是个体固有的一种特性，高创造力的个体通常具备一些共同的人格特质。这种观点强调了个体差异在创造力表现中的重要性，试图通过识别和分析具有高创造力个体的共性特征，来理解创造力的本质。研究表明，开放型人格、求新求异的动机、高水平的自我效能感等特质与高创造力密切相关。然而，这种视角在揭示创造力与个体特质之间的关联性的同时，也可能忽略了创造力发展的可塑性和环境因素的作用。

过程论将创造力视为一种思维和行为过程，关注于创造力如何产生的过程。这一理论认为，创造力不仅仅是个体固有的特性，更是一个复杂的心理和行为过程，涉及问题识别、信息收集、解决方案生成、解决方案实施等多个阶段。过程论强调了创造性思维的策略和方法，如发散思维、批判性思维等，在促进个体产生创新想法和解决问题上的重要作用。这一视角为理解创造力的产生机制和提升方法提供了重要的理论支持。

结果论认为创造力的核心在于其产出，即创造性的行为最终形成的新颖、有价值的成果。这种观点将创造力的定义锚定于创造性成果的特性上，如新奇性、独特性和实用性等。在组织和工作环境中，创造力的表现形式多样，可以是一个创新的产品、一个改进的服务、一种高效的工作方法或一套先进的管理模式。结果论的视角强调了评价创造力的客观标准和实际价值，促进了对创造性成果评价体系的建立和完善。

本书在探究员工工作创造力时，倾向于从结果论的角度出发，认为工作中的创造性行为最终会转化为具有实际价值的创新产物。这种定义不仅突出了工作创造力的实践意义，也为评估和激励员工的创新贡献提供了清晰的标准。工作创造力是员工在日常工作中通过发散思维和创新实践，解决问题，

---

① GUILFORD J P.Creativity［J］. American Psychologist，1950，9（5）：444-454.

完成挑战，最终创造出新颖且有效的工作成果的能力。这些成果不仅展现了员工的个人才智和专业技能，也体现了他们对组织发展和竞争优势的贡献。

综上所述，工作创造力是一个多维度、跨领域的复杂概念，其不仅关联个体的人格特质和心理过程，更与组织环境和文化紧密相连。在实际管理实践中，理解和促进员工的工作创造力，需要组织从多个层面出发，创造有利于创新的环境，提供必要的资源和支持，建立激励和评价机制，以激发员工的创新潜能，促进组织持续发展和创新。未来的研究应进一步深化对工作创造力的理解，探索其在不同工作环境和文化背景下的表现形式和影响因素，为组织管理提供更为丰富和深入的理论指导和实践方案。

二、工作创造力的本质和影响因素

深入探讨工作创造力的本质和影响因素，我们必须认识到，工作创造力并非孤立存在，而是一个由多种因素共同塑造的复合体。在个体层面，除了人格特质外，员工的知识水平、技能熟练度、经验丰富度以及心理状态等都对其工作创造力产生影响。在组织层面，领导方式、团队氛围、组织资源及支持、文化价值观等因素同样对员工的工作创造力产生深远的影响。

（一）个体层面的深入理解

从个体层面来看，工作创造力的发展需要员工持续地学习和成长。知识和技能的积累为创造性思维提供了丰富的素材和工具，而经验的丰富则能帮助员工更好地识别问题、生成创新解决方案。此外，心理状态，包括自信心、内在动机、对挑战的态度等，也是工作创造力不可忽视的因素。员工若能在内心保持一种积极探索和勇于尝试的心态，将更容易突破思维定式，展现出高水平的工作创造力。

（二）组织层面的深入理解

在组织层面，营造一个支持创新、鼓励尝试和容忍失败的文化至关重要。领导者的支持和榜样作用能够显著提升员工的创新意愿和行为。有效的领导方式不仅包括为员工提供必要的资源和指导，更重要的是营造一种开放交流、相互尊重的团队氛围，让员工敢于表达自己的创新想法并付诸实践。同时，组织应通过建立合理的激励机制，对员工的创新成果给予充分的认可和奖励，以进一步激发其创造潜能。

（三）创新实践的推动

在实际操作中，组织可以通过多种方式推动工作创造力的发展。例如，通过跨部门合作项目促进知识的交流与融合，通过定期的创新工作坊和培训课程提升员工的知识和技能，或通过设置内部"创新基金"支持员工实验自己的创新想法等。这些措施能够为员工提供一个实践和验证自己创新想法的平台，从而在实践中提升工作创造力。

综上所述，工作创造力的培养和提升是一个复杂的系统工程，需要个体和组织共同努力。未来的研究应更加深入探讨个体心理特质与组织环境如何共同作用于工作创造力的形成过程，探索更有效的创新支持和管理策略。同时，考虑到不同文化和行业背景下工作创造力的特殊性，未来的研究还应关注如何在不同的环境中定制化地推动工作创造力的发展，以适应全球化时代组织和员工多样化的需求。这些努力可以进一步促进工作创造力的研究和实践，为组织创新与发展提供强大的动力和支持。

三、工作创造力的维度与测量

在深入探讨员工工作创造力的测量与维度时，我们发现尽管单维度的研究方法是主流，但对于全面理解和评估员工的创造力而言，多维度的划分和测量提供了更为全面和深入的视角。员工的工作创造力，作为一种复杂的心理和行为表现，确实涉及多个层面的因素，包括但不限于个人的动机、问题解决的方式、智力水平、人格特质以及创造性产出的性质和价值。

（一）员工工作创造力的多维度探索

从多维度的角度来探讨员工工作创造力，不仅能够提供一个全面的理解框架，还能够揭示影响创造力发挥的深层次机制。例如，通过探讨"为什么参与创造活动"（即动机因素），我们可以更好地理解内部和外部驱动力如何影响员工投身于创造性工作；而"什么问题引发了创造力"则帮助我们认识到创造力如何在解决开放性或封闭性问题中发挥作用。此外，Sternberg 的理论提出智力、智力方式和人格三个维度对创造力的影响，[①]进一步强调了个体差异在创造力中发挥的作用，为个性化的创造力培养提供了理论基础。

（二）员工工作创造力的测量方法

对于员工工作创造力的测量方法，创造力测验法、产品分析法和主观评定法各有优势和局限。创造力测验法通过直接测量个体的人格特质、个案调查和行为表现，能够较为直观地反映个体的创造力水平。产品分析法通过评价创造性产出的新颖性、有用性等特征，提供了一种客观的创造力评估方式。而主观评定法则强调了对个体或组织成员创造力的整体评估，这种方法虽然存在一定的主观性，但能够综合多方观点，反映出更为广泛的社会和组织认可度。

（三）综合视角下的员工工作创造力研究

在综合上述多维度的理论探索和测量方法后，我们认为对员工工作创造力的研究应采取一种整合性的视角，既考虑个体内在的心理特质和认知能力，也考虑外部环境对创造力发挥的影响。此外，通过结合不同的测量方法，可以在保证评估客观性和全面性的基础上，深入挖掘员工工作创造力的内涵和表现形式。

未来的研究应进一步探索员工工作创造力的内部结构和外部影响因素，尤其是在快速变化的工作环境和多元文化背景下，员工工作创造力的表现和影响机制可能存在差异。此外，如何通过组织管理实践，如优化领导风格、营造创新文化、提供资源支持等方式，有效激发和提升员工的工作创造力，也是值得进一步探索的重要议题。通过这些努力，我们不仅能够为理论研究提供新的见解，还能为实践中促进员工创造力的发展提供科学的策略和方法，进而推动组织持续创新和竞争优势的构建。

---

① 史登堡，鲁巴特.不同凡响的创造力［M］.洪兰，译.北京：中国城市出版社，2000.

在拓展员工工作创造力的维度与测量方面，重要的是要认识到创造力本身是一个多面向的概念，它不仅是个体心智过程的产物，也是组织文化、团队互动以及工作环境等多重因素交互作用的结果。因此，对员工工作创造力的理解和评估应当基于一个综合性和动态性的视角，充分考虑到个体与环境之间的相互影响。

一是考虑创造力的动态性和情境性。员工工作创造力的发挥不仅取决于其内在的心理特质和认知能力，也受到工作任务的性质、团队成员的互动、领导风格以及组织文化等外部环境的影响。这种动态性和情境性意味着创造力的表现和水平会随着环境和情境的变化而变化。因此，理解和测量员工工作创造力时，应当考虑这些外部因素对创造力发挥的促进或抑制作用。

二是采用多维度的测量框架。鉴于员工工作创造力的复杂性和多维性，建立一个包含个体心理特质、工作过程、创造性产出和环境因素等多个维度的测量框架显得尤为重要。这种测量框架应当能够综合反映创造力的各个方面，在构建员工工作创造力的多维度测量框架中，以下四个维度是至关重要的：

1. 个体心理特质和认知能力

个体的心理特质和认知能力是影响其创造力表现的内在因素。员工的开放型人格可以促使其对新奇事物持接受态度，从而更容易产生创新思想。创新思维倾向则体现在员工在面对问题时如何采用非传统的思考方式，这是创造性解决问题的关键。此外，风险承担能力也是一个重要维度，因为创造新事物往往伴随着不确定性和潜在失败的风险。通过心理测验如人格测试、认知能力测试以及特定的创造力测试（例如托尔曼的创造性思维测试），可以量化评估这些心理特质和认知能力。

2. 工作过程和行为表现

评估员工的工作过程和行为表现可以揭示其在日常工作中的创造性思维和实践能力。这包括观察员工如何识别和定义问题、他们采取的解决策略以及如何实施这些策略。例如，通过行为观察和同事或上级的反馈，可以评估员工在面对挑战时是否能提出创新的解决方案，以及他们在实施过程中是否表现出灵活性和原创性。

3.创造性产出的特征和价值

创造性产出评估主要关注员工的工作成果在新颖性、实用性和价值性方面的表现。新颖性是指成果在何种程度上代表了新的思想或方法，实用性关注这些新想法或方法是否能够有效解决实际问题，价值性则评价这些成果为组织带来的具体益处。通过专家评审、市场反馈或成果的实际应用情况来衡量这些维度。

4.环境因素

环境因素对员工的创造力表现具有显著的影响。这包括组织文化是否鼓励创新、团队氛围是否支持个体发挥创造性，以及领导者是否提供必要的资源和支持。通过问卷调查或访谈等方式，可以了解这些环境因素如何影响员工的创造性表现。特别是领导的支持、团队内的协作与沟通机制，以及组织提供的学习与发展机会都是影响员工创造力发挥的关键因素。

通过对以上四个维度的综合测量，可以全面地评估和理解员工的工作创造力，从而为组织创新能力的提升提供数据支持和决策依据。

三是综合评估和动态跟踪。综合多维度的信息和数据，采用定性与定量相结合的方法对员工工作创造力进行全面评估。同时，考虑到创造力的动态性和情境性，组织应当实施定期的跟踪调查和评估，以捕捉员工创造力水平和表现的变化趋势，及时发现和解决可能影响创造力发挥的问题。

对员工工作创造力的深入理解和准确测量是推动组织创新和提升竞争力的关键。通过建立一个综合性、多维度的测量框架，不仅可以更全面地评估员工的创造力水平，也有助于组织识别和优化影响创造力发挥的内外部因素。在此基础上，通过实施有效的创新支持策略和管理措施，组织可以激发员工的创新潜能，促进组织持续发展和长期成功。未来的研究和实践应进一步探索创造力的内在机理和外部影响因素，开发更为科学和有效的创造力培养和评估方法，为组织和员工的共同成长和创新提供坚实的支持。

四、工作创造力的前因变量

创造力的研究历程呈现出从单一维度到多元视角的演变，特别是在探究员工工作创造力的过程中，这一变迁尤为明显。研究者们初期侧重于探索个体内在特质与创造力的关联，逐渐拓展到环境因素及其与个体特质的交互作用对创造力的影响，展现了对创造力理解深度的不断增加。本书通过系统地分析个体特质、环境因素，以及个体与环境的互动对员工工作创造力的影响，旨在为理解和促进员工工作创造力提供一个全面的视角。

（一）个体因素的深入探讨

员工的个体特质，如人格特质、动机、情绪状态、知识与技能、认知风格、大五人格、创造力自我效能感和创新角色认同等，是影响工作创造力的关键因素。这些因素不仅直接影响个体的创新思维和行为，而且在面对复杂问题时，个体的情绪和动机状态会显著影响其信息处理方式和解决问题的策略，进而影响创造力的表现。此外，个体对自我创新能力的认识和信念，即创造力自我效能感，也是推动其参与创新活动的重要内在动力。创新角色认同的形成则进一步强化了员工参与创新活动的自觉性和积极性，成为激发工作创造力的重要因素。

（二）环境因素的多维影响

工作环境和组织氛围对员工创造力的影响不容忽视。企业文化、领导风格、团队互动、工作特征等情境因素，为员工提供了创新的土壤和条件。具体而言，支持性的组织氛围、鼓励创新的企业文化、变革型和道德型的领导风格等，能够激发员工的创新动机，提供更多的创新机会，促进创造性思维的发散。此外，任务的复杂性、多样性和挑战性也被证实能够激励员工探索新知识、尝试新方法，进而提高创造力。

（三）个体与环境的交互作用

个体特质与环境因素的交互作用对员工工作创造力的影响尤为复杂。一方面，个体的开放型、主动型人格等特质能够使其在支持性的环境中更好地发挥创新潜能；另一方面，组织环境和氛围也可以强化或弱化个体特质对创造力的影响。例如，积极的组织氛围和合适的领导方式可以增强个体创新动机的正向效应，推动创新行为的实现。因此，理解个体与环境如何通过复杂的互动关系影响创造力，对于设计有效的管理策略和创新促进措施至关重要。

尽管已有研究为我们提供了丰富的洞见，但关于员工工作创造力的研究仍有广阔的探索空间。未来的研究需要进一步深化对个体特质与环境因素交互作用的理解，探讨如何通过个性化的管理策略和有针对性的环境设计来促进员工工作创造力的提升。此外，随着工作方式和组织结构的不断演变，远程工作、跨文化团队等新兴工作情境对员工创造力的影响也值得关注。通过动态跟踪和长期研究，可以更准确地捕捉创造力发展的趋势和规律，为组织创新提供更为科学和有效的支持。

总之，员工工作创造力的培养和提升是一个涉及多方面因素的复杂过程，需要组织从个体和环境两个层面出发，采取综合性的策略进行管理和优化。通过深入研究和实践探索，不断丰富和完善对员工工作创造力的理论认识，可以为促进组织持续创新和提升竞争力提供坚实的理论基础和实践指导。

五、员工工作创造力的培养和提升

作为组织创新的源泉，需要深入理解其背后的复杂机制，包括个体的内在动力、环境的外在激励，以及这两者之间的相互作用。从个体和环境的交互作用出发，探索如何在现代组织中营造有利于创造力发展的条件，成为提升组织竞争力和适应性的关键。

（一）个体内在动力的激发

个体内在动力是推动员工工作创造力的基础。为了激发这种动力，组织需要关注员工的个人成长和发展，提供持续学习的机会和资源。这不仅包括专业技能的培训，更重要的是培养员工的创新意识、批判性思维和解决问题的能力。此外，通过认可和奖励创新成果，可以强化员工的自我效能感和创新角色认同，进一步促进其创造力的发挥。

（二）环境外在激励的设计

环境因素对员工创造力的影响同样不容忽视。组织文化、领导风格、团队互动和工作设计等都是关键因素。创新友好的组织文化，鼓励员工提出新想法，即使这些想法可能失败，也能得到支持和鼓励，而不是惩罚。变革型领导能够通过设定高标准的期望，激励员工追求卓越和创新。同时，跨功能团队的合作为员工提供了多元化的视角和思维碰撞，有助于创新想法的产生。

（三）个体与环境的动态互动

个体特质与环境因素之间存在着复杂的动态互动。组织需要识别和理解这种互动的本质，以便更有效地设计和实施创新策略。例如，通过个性化的工作安排，将员工的个人兴趣和专长与组织的创新需求相匹配，可以更好地激发员工的内在动机和创新潜能。同时，创造一个开放、包容和多样化的工作环境，可以促进有不同背景和专业知识的员工之间的交流和合作，从而产生更多创新的火花。

（四）创新策略的实施与评估

为了有效地促进员工工作创造力，组织需要制定全面的创新策略，并定期进行评估和调整。这包括但不限于制定创新目标，设计激励机制，提供必要的资源支持，以及建立创新成果的评估和反馈体系。评估不仅应关注创新产出的数量和质量，更重要的是要考察创新活动对员工个人发展和组织文化的长期影响。

在快速变化和高度竞争的现代社会中，员工工作创造力成为组织持续发展的关键动力。通过深入理解和有效管理个体与环境之间的相互作用，组织可以为员工提供一个充满挑战和机会的创新环境，激发员工的创造潜能，促进个人与组织共同成长和成功。未来的探索需要围绕如何更好地理解创造力的复杂性，设计更加人性化和高效的管理策略，以适应不断变化的外部环境和内部需求，推动组织和员工朝着更加创新和富有成效的方向发展。

第四节　工作压力变量的研究

一、工作压力的概念

在当今快节奏和高压力的工作环境中，员工所面临的工作压力问题成为组织管理和员工个人发展中的一个核心议题。工作压力，这一源自物理学领域的概念，已被广泛应用于心理学、组织行为学等多个学科领域，用以描述和分析在工作环境中作用于员工的各种心理和物理压力因素。

（一）工作压力的双面性

工作压力具有明显的双面性：一方面，适度的压力，作为一种挑战性压力，可以激发员工的潜能，促使其在工作中表现出更高的积极性和效率，达到自我实现和职业成长的目标；另一方面，过高的压力，则转化为阻碍性压力，不仅影响员工的心理健康和身体健康，还可能导致工作绩效的下降，甚至引发职业倦怠和人才流失。

（二）压力源的内在属性

对工作压力进行深入分析，我们可以发现，其影响结果的好坏，依赖于压力源的内在属性是挑战性还是阻碍性。挑战性压力源，如时间紧迫、工作强度和高岗位职责，虽然带来了压力感，但同时也为员工提供了克服困难、实现自我价值的机会。相反，阻碍性压力源，如角色冲突、资源不足和组织支持缺乏，则成为员工职业发展道路上的障碍，损害其工作满意度和职业发展。

（三）压力管理的重要性

面对工作压力的双重影响，有效的压力管理策略显得尤为重要。组织应通过建立合理的工作要求、提供充足的资源支持、营造正向的组织文化等措施，将潜在的阻碍性压力转化为激励员工的挑战性压力。此外，组织还应关注员工的心理健康，提供压力管理培训、心理咨询等服务，帮助员工建立积极的压力应对机制，提高其抵御和管理压力的能力。

（四）个体与环境的互动

工作压力的形成和影响是个体特质与环境条件相互作用的结果。不同个体对同一压力源的感知和反应可能截然不同，这与个体的性格特质、情绪状态、应对风格以及过往经验紧密相关。因此，组织在进行压力管理时，也需要采取个性化的策略，考虑员工的个体差异，为他们提供量身定制的支持和帮助。

随着工作环境的不断变化，员工所面临的工作压力问题愈发复杂多样，如何有效识别、管理和利用工作压力，成为组织和员工共同面临的挑战。未来的研究应更加深入探索工作压力的多维度影响机制，开发出更为科学、有效的压力管理工具和策略，帮助员工建立健康的工作与生活平衡，促进个人和组织的共同发展。通过这些努力，我们不仅能够为理论研究提供新的视角和深度，也能为实践中应对和管理工作压力提供坚实的支持，共同构建一个更加健康、和谐和高效的工作环境。

在当前复杂多变的工作环境中，工作压力成为影响员工工作绩效、心理健康和组织发展的关键因素。对工作压力的深入理解与管理，不仅是提升员工福祉的必要条件，也是组织实现可持续发展的重要途径。

一是工作压力的源泉。工作压力源于多种因素，包括但不限于工作负荷、工作内容的复杂性、工作环境的变化、人际关系的紧张、角色的不明确以及职业发展的不确定性等。这些因素在不同程度上影响着员工的心理状态和工作表现。工作压力的源泉复杂多样，既有组织结构和文化层面的原因，也有工作任务和个人能力匹配度的问题。

二是压力的影响机制。工作压力对员工产生的影响既包括积极的刺激作用，也有潜在的负面影响。积极影响体现在挑战性压力的激励作用，它能够促进员工的积极性、创造性和问题解决能力，有助于个人成长和职业发展。而负面影响则主要来自阻碍性压力，如工作满意度下降、工作绩效降低、心理健康问题（如焦虑、抑郁）和身体健康问题（如心脏病、高血压）等。

三是压力应对策略。为有效应对工作压力，组织和员工需要共同努力。组织层面，可以通过优化工作设计、提供充分的资源支持、构建积极的组织文化、开展压力管理培训等方式来降低员工的压力感受。此外，实施弹性工作制度、提供职业发展规划和心理健康支持等措施，也能有效帮助员工应对工作压力。员工个人则需要培养健康的压力应对机制，如时间管理技巧、自我放松训练（如冥想、瑜伽）、建立良好的社会支持网络、积极寻求专业帮助等。同时，员工也应主动与组织沟通，反馈自身的压力感受和需求，寻求组织的支持和帮助。

四是组织与员工的共同成长。工作压力管理不仅是解决问题的手段，更是推动组织与员工共同成长的机遇。通过建立健康的工作环境，优化工作流程和提高工作效率，组织不仅能够提升员工的工作满意度和忠诚度，还能够增强组织的凝聚力和竞争力。员工在面对和管理工作压力的过程中，也能够提升个人的抗压能力和适应能力，实现个人价值和职业发展。

工作压力是现代社会员工普遍面临的挑战，对其进行深入理解和有效管理，对于保障员工的心理健康、提升工作绩效、实现组织目标具有重要意义。未来的研究应进一步探索工作压力的影响机制和应对策略，特别是在全球化、远程工作和数字化转型等新背景下，如何更有效地管理工作压力，成为组织和员工共同关注和努力的方向。通过不断优化管理实践和提升员工自我管理能力，可以构建一个更加健康、高效、和谐的工作环境，促进组织和员工的共同发展和成功。

二、工作压力的维度与测量

自心理学家汉斯·塞里（Hans Selye）在20世纪早期首次对压力进行科学

定义以来，^①关于工作压力的研究逐渐成为心理学、组织行为学等多个学科领域的热点。工作压力，这一概念的核心，围绕着对于个体和团体因应工作环境中的各种挑战和阻碍所产生的心理状态和生理反应的探讨。随着时间的推移，学者们对工作压力源的理解不断深化，形成了一系列关于工作压力的性质、来源及其对个体及组织影响的理论框架。

（一）工作压力源的性质与分类

工作压力源的性质，根据其对个体和组织的影响可分为正性压力和负性压力。正性压力，通常被视为一种激励机制，能够激发员工的潜能，促使其超越常规，追求卓越；而负性压力，则可能导致员工感到焦虑、紧张，长此以往还可能对员工的心理健康和身体健康产生不良影响。这种分类反映了压力源的双重作用，即同一压力源在不同的情境下，对个体的影响可能截然相反。

（二）工作压力的动态变化

拉扎勒斯（Richard S. Lazarus）的压力理论强调了个体与环境之间的动态关系及其在时间、工作任务和活动中的不断变化。^②人们对于事件的评价以及解决问题的方式，是产生心理压力强度的关键。这一理论进一步阐明了压力不是一个静态的概念，而是一个随着个体对情境的感知和评价变化而动态变化的过程。

（三）挑战性与阻碍性压力

卡瓦诺（Cavanaugh）等学者的工作压力分类理论为理解和测量工作压力提供了新的视角。^③挑战性压力被认为是对个体长远发展有益的压力源，如时间紧迫、工作量大等；阻碍性压力则是对个体产生负面影响的压力源，如角色冲突、资源不足等。这一分类帮助我们更细致地区分工作压力的性质和来

---

① SELYE H. The Stress of Life[M]. New York：McGraw-Hill, 1956.

② LAZARUS R S. Progress on a Cognitive-Motivational-Relational Theory of Emotion [J]. American Psychologist, 1991, 46（8）：819-834.

③ LEPINE M, BOSWELL W R, ROEHLING M, et al. An Empirical Examination of Self-Reported Work Stress Among U.S. Managers [J]. Journal of Applied Psychology, 2000, 85（1）：65-74.

源，为研究工作压力的影响及管理提供了重要的理论基础。

（四）工作压力的测量与挑战

尽管存在多种测量工作压力的工具和量表，但由于工作环境的复杂多变，以及员工个体差异的广泛存在，目前尚未有一个被普遍认可和使用的统一测量量表。这一现状反映了在工作压力研究领域，如何准确测量和评估工作压力仍是一个巨大的挑战。因此，基于研究目的和对象设计特定的测量工具，成为许多学者的选择。

面对日益增长的工作压力问题，未来的研究需要深入探讨如何通过有效的管理策略，将潜在的阻碍性压力转化为促进个体和组织成长的挑战性压力。同时，考虑到个体差异在压力感知和应对中的作用，研究应更加注重个性化的压力管理方法，以及如何在不同文化和工作环境背景下，有效应对和管理工作压力。

综上所述，工作压力作为现代社会普遍存在的现象，其复杂的性质和多样的来源要求我们从更广阔的视角进行理解和研究。通过不断深化对工作压力动态变化规律的理解，发展更为科学有效的测量和管理工具，可以帮助个体更好地应对工作压力，促进个人和组织的健康发展。

三、挑战性—阻断性压力理论

为我们理解工作场所的压力现象提供了一个独特且深入的视角，基于社会认知理论，该理论由卡瓦诺等学者提出，并将工作压力分为两大类：挑战性压力和阻断性压力。这一分类不仅丰富了我们对压力性质的理解，也为研究压力对员工行为和态度影响的复杂性提供了新的解释框架。

（一）挑战性压力的积极影响

挑战性压力源于个体对于特定工作情境的积极评估，认为这些压力是可以克服的，并且在克服之后，对个人的能力增长、职业发展乃至职业目标的实现将产生正向影响。挑战性压力包括但不限于时间压力、工作职责的增加、任务数量的增多等，虽然这些压力短期内可能会使员工感受到一定程度的紧张和不安，但长期来看，却能激发员工的工作热情，提升工作满意度和组织承诺，同时有效降低离职倾向和实际离职行为。

（二）阻断性压力的消极作用

与挑战性压力不同，阻断性压力源自个体对工作情境的消极评估，认为这些压力难以通过现有资源来克服，并且会严重阻碍工作目标的达成和职业生涯的发展。具体而言，阻断性压力可能包括工作不安全感、组织政治、角色模糊以及组织内部的烦琐程序等。这类压力不仅对员工的离职行为产生正向影响，还会导致工作满意度的降低，以及其他积极情绪的减少。

（三）压力影响的复杂性

研究表明，挑战性和阻断性压力虽然都会引发员工的紧张感，但挑战性压力在员工的态度和行为方面起到积极作用，而阻断性压力则产生消极影响。例如，时间压力与员工创造力之间的关系呈现倒 U 型，说明适度的时间压力能够激发员工的创新思维，而过高的时间压力则会抑制创新。

（四）控制焦点理论的应用

挑战性压力作用的边界条件也是研究的重要内容。运用控制焦点理论，可以探讨个体的控制焦点如何调节挑战性压力和创造力之间的关系。这意味着，个体的目标导向方式（寻求成就或避免失败）会影响压力对其创新行为的影响程度。

挑战性—阻断性压力理论提供了一种理解工作压力及其对员工行为影响的新视角，强调了压力的双重性质以及个体评估在其中的关键作用。未来的研究需要进一步探索如何有效管理这两种压力，特别是如何将阻断性压力转化为挑战性压力，以及如何在组织中创建支持性环境来促进员工的积极评估和有效应对策略的形成。此外，考虑到个体差异在压力感知和应对策略上的重要性，未来研究还应更加注重个体特质和工作情境的匹配度，探索个性化的压力管理方法，以促进员工的健康发展和组织的长期繁荣。通过深入研究和实践探索，我们可以更好地理解工作压力的复杂性，发展出更为科学和有效的管理策略，以适应不断变化的工作环境和组织需求，共同构建一个更加健康、高效和和谐的工作环境。

在深入探讨挑战性—阻断性压力理论及其对员工行为和组织发展的影响时，我们发现这一理论不仅为理解工作压力的复杂性提供了新的视角，而且为管理实践提出了有效的策略。以下是对该理论及其应用的进一步深入阐述：

一是挑战性压力的优化利用。挑战性压力，作为一种激励机制，对于促进员工的职业成长和提高工作绩效具有积极的作用。因此，组织管理者应着力于如何优化利用挑战性压力，以激发员工的潜能和创造力。这包括合理设置工作目标和任务，确保这些目标既具有挑战性又能够被员工所接受；提供必要的资源和支持，帮助员工克服工作中的困难；以及建立正面的反馈和奖励机制，鼓励员工在面对压力时积极寻找解决方案。

二是阻断性压力的有效管理。对于阻断性压力，组织需要采取措施减轻其对员工和组织的负面影响。这包括改善工作环境，减少不必要的组织政治和繁文缛节；提供清晰的职责和角色定义，避免角色冲突和模糊；建立健全的沟通机制，及时解决员工的工作不安全感和其他工作相关的顾虑。此外，对于那些不可避免的压力源，组织应通过培训和辅导等方式，帮助员工提高应对压力的能力。

三是压力的个性化管理。鉴于个体对压力的感知和反应存在显著差异，组织在管理工作压力时应采取个性化的策略。这意味着管理者需要了解员工的个人特质、价值观和职业期望，以及他们对压力的感知和应对方式。基于这些信息，管理者可以为员工提供更为个性化的支持和资源，帮助他们更有效地管理工作中的压力。

四是控制焦点理论的应用。控制焦点理论的应用为理解和管理挑战性压力提供了新的思路。根据员工的控制焦点（寻求成就或避免失败）的不同，组织可以采取不同的激励和支持策略，以最大化地发挥挑战性压力的积极影响。例如，对于具有寻求成就导向的员工，组织可以通过设定高目标和提供挑战性任务来激发其动力；而对于具有避免失败导向的员工，则需要提供更多的支持和资源，帮助他们减少对失败的恐惧。

综上所述，挑战性—阻断性压力理论为我们提供了一个理解和管理工作压力的有力工具。通过区分挑战性压力和阻断性压力，组织可以采取更为精准和有效的策略，优化利用挑战性压力的积极作用，同时减轻阻断性压力的负面影响。个性化管理和控制焦点理论的应用进一步丰富了压力管理的策略，为促进员工的健康发展和提升组织绩效提供了新的思路。未来的研究和实践应继续探索压力的复杂性和多样性，发展更为科学和有效的压力管理方法，以应对不断变化的工作环境和组织需求。

第五节　组织支持变量的研究

一、组织支持的概念

自20世纪80年代以来，组织支持理论已经成为管理学和心理学研究中的一个重要领域。美国心理学家艾森伯格（Robert Eisenberger）领衔的研究团队，[1] 借鉴了"互惠原则"和"社会交换理论"的核心观念，提出并发展了这一理论。组织支持理论认为，员工会根据他们对组织行为的观察和感知，评估组织是否支持他们。这种感知，即组织支持感，会对员工的工作态度和行为产生重大影响。

（一）组织支持的理论基础

组织支持理论的核心思想来源于彼得·布劳（Peter M. Blau）的社会交换理论[2] 和阿尔文·古尔德纳（Alvin W. Gouldner）的互惠原则[3]。这两个理论都

---

[1] EISENBERGER R, HUNTINGTON R, HUTCHISON S, et al. Perceived Organizational Support [J]. Journal of Applied Psychology, 1986, 71（3）：500–507.

[2] BLAU P M. Exchange and Power in Social Life [M]. New York：Wiley, 1964：4.

[3] GOULDNER A W. The Norm of Reciprocity：A Preliminary Statement [J]. American Sociological Review, 1960, 25（2）：161–178.

强调，个体间的社会互动是基于互惠原则的，即个体期望其提供给他人的帮助或资源能够得到等价的回报。当应用于组织与员工的关系中时，这意味着员工如果感知到组织给予了他支持和重视，就会倾向于以更高的工作绩效、更强的组织承诺和更低的离职意愿来回报组织。

（二）组织支持感的内涵

艾森伯格等人将组织支持感定义为员工对于组织如何评价他们的贡献以及关心他们的利益的一种总体感知。这种感知不仅包括组织对员工工作成果的认可和肯定，还涉及组织对员工福祉的关怀。这意味着，组织支持感不仅体现在物质奖励上，更重要的是体现在情感关怀和精神鼓励上。

Witt[①]等学者的研究进一步丰富了组织支持感的内涵。他们认为，组织支持感不仅基于员工的主观体验，还包括组织提供的具体的、工具性的支持，如必要的信息、资源、培训和设备等。这表明，组织支持感是一个多维度的概念，涉及情感、认知和物质等多个层面。

（三）文化差异对组织支持感的影响

在探讨组织支持感时，文化背景的差异是不可忽视的因素。凌文轮等中国学者的研究指出，东西方文化差异对企业员工的组织支持感构成有显著影响。[②]在集体主义文化背景下，员工可能更加重视组织对个人权益的关心和工作上的扶持；而在个体主义文化背景下，员工可能更加关注组织对其个人成就的认可。这提示我们，在实施组织支持策略时，需要考虑到文化背景的差异性，采取更为符合员工文化价值观和期望的支持方式。

组织支持理论为理解员工行为提供了一个重要视角，强调了员工感知到的组织支持对其行为和态度的深远影响。未来的研究需要进一步深化对组织支持感内涵的理解，探索不同文化背景下组织支持感的差异性，以及如何通

---

① WITT L A, CARLSON D S. The Work-Family Interface and Job Performance: Moderating Effect of Conscientiousness and Perceived Organizational Support [J]. Journal of Occupational Health Psychology, 2006, 11（4）: 343-357.

② 凌文轮，杨海军，方俐洛 . 企业员工的组织支持感 [J]. 心理学报，2006（2）: 281-287.

过具体的管理实践有效提高员工的组织支持感。此外，随着工作环境的不断变化，如何在虚拟团队、远程工作等新型工作模式中实施有效的组织支持策略，也是未来研究的重要方向。通过深入研究和理解组织支持理论，组织可以更有效地激发员工的潜力，促进员工与组织的共同发展，建立更加和谐、稳定的工作环境。

组织支持理论在现代管理实践中的深入应用，揭示了组织行为研究领域一个极其重要的维度——组织与员工之间基于社会交换的相互作用机制。该理论的发展和应用，不仅为组织提供了提高员工满意度、承诺和绩效的策略，还促进了对组织行为复杂性的更深理解。

一是组织支持理论的扩展应用。随着组织环境和员工需求的不断演变，组织支持理论也在不断地扩展和深化。例如，技术的进步特别是信息技术的飞速发展，使得远程工作、灵活工作制成为可能，这对组织支持理论的实践应用提出了新的挑战。在这样的工作模式下，员工对组织支持的感知可能会因为缺乏面对面的交流而减弱。因此，如何通过虚拟团队建设、在线沟通机制和远程工作政策来维持或增强员工的组织支持感成为研究的新焦点。

二是组织文化与组织支持之间的交互作用。组织文化是影响员工感知和行为的另一个关键因素。组织文化的核心价值观、规范和信仰对于塑造员工对组织支持的感知起到决定性作用。一种以人为本、鼓励创新、重视员工福利的组织文化，可以显著增强员工的组织支持感。因此，从组织文化的角度出发，探索其与组织支持感之间的交互作用，对于理解和实践组织支持理论至关重要。

三是跨文化管理视角下的组织支持。全球化背景下，跨文化管理成为组织面临的又一重要挑战。不同文化背景的员工对于组织支持的期望和感知可能存在显著差异。例如，在权力距离较大的文化中，员工可能更期待组织的指导和保护；而在个体主义文化中，员工则可能更重视自主性和对个人成就的认可。因此，组织在设计和实施支持策略时，需要充分考虑文化差异，采取更加个性化和差异化的管理措施。

四是组织支持与员工福利的关联。组织支持不仅体现在与工作相关的支持上，还涉及员工的个人福利和发展机会。通过提供全面的员工福利计划、职业发展路径和持续学习机会，企业可以增强员工的归属感和组织承诺，从而提高员工的工作满意度和绩效。这表明，组织支持的实施需要一个全方位、多层次的策略，覆盖员工职业生涯的各个方面。

总的来说，组织支持理论为解释和指导现代组织管理实践提供了重要的理论基础。随着组织环境和工作模式的不断变化，这一理论的研究和应用也在不断发展中。

二、组织支持的维度与测量

组织支持理论的发展和演变，以及对其测量的深入探讨，构成了管理学和组织行为学研究中的一项重要议题。自20世纪80年代以来，随着艾森伯格等学者的开创性工作，组织支持感的概念及其对员工行为和态度影响的研究逐渐成为学术界的焦点。本书旨在深入回顾和分析组织支持的多维度结构与测量内容，探讨其在现代管理实践中的应用和意义。

（一）组织支持感测量的起源与发展

艾森伯格于1986年提出了包含36个题项的组织支持量表，通过因子分析展示了良好的信度和单维性。该量表的设计基于一个核心假设：员工通过对组织行为的观察和感知，形成了对组织是否支持自己的综合评价。这一评价影响着他们的工作态度和行为模式。艾森伯格的研究开辟了组织支持理论研究的新纪元，为后续研究提供了重要的量化工具。

随着研究的深入，学者们发现，在不同行业和不同员工群体中，选取部分因子载荷较高的题项作为独立量表使用，既保持了研究的简便性，又不会影响量表的效度和适用性。这一发现不仅强调了量表的单维性，也证实了其广泛的适用性。

（二）组织支持感的多维度探索

随着对组织支持感理解的深化，学者们开始从多维度角度考察这一概念。McMillan在1997年提出了在贡献支持和福利支持的基础上增加工具性支持维度，将信息、设备及培训等作为组织支持不可或缺的组成部分。①Bhan于2003年将组织支持感细分为情感性支持、信息支持及组织制度支持三个维度。②Kraimer在2004年开发的具有12个题项的量表进一步丰富了组织支持感的维度结构，为研究提供了更为细致的工具。③

特别值得注意的是，我国学者凌文辁等在2006年的研究指出，我国员工的组织支持感因素结构与西方存在差异，包含了工作支持、员工价值认同和关心利益的三维度结构。这一发现强调了文化差异在组织支持感构成中的重要性，为后续的跨文化研究提供了重要的参考。陈志霞则从更为广泛的角度出发，提出了包含九个维度的广义组织支持感概念，进一步扩展了组织支持感的理论边界。

（三）当代量表的应用与意义

刘璞等在2008年基于艾森伯格等人的原始研究，开发出了简化版量表，包含6个题项，④旨在为研究提供更为简便、高效的工具。这一量表的开发，体现了组织支持感测量工具向着更高效率和更具实用性发展的趋势。

组织支持感的测量不仅关注于理论的构建和发展，更重要的是，它对于理解员工在组织中的心理状态、促进员工满意度、提高组织绩效具有重要的实践意义。通过精细化的测量工具，组织能够更准确地把握员工的支持感知，从而制定出更加有效的人力资源管理策略，建立起更为健康、和谐的组织环境。

组织支持理论及其测量的研究展现了管理学和组织行为学领域中的一个

---

① MCMILLAN R. Customer Satisfaction and Organizational Support for Service Providers [J]. Gainesville: University of Florida, 1997.

② BHAN THUMNAVIN D. Perceived Social Support from Supervisor and Group Members, Psychological and Situational Characteristics as Predictors of Subordinate Performance in Thai Work Units [J]. Human Resource Development Quarterly, 2003, 14 (1): 79–97.

③ KRAIMER M L, WAYNE S. An Examination of Perceived Organizational Support as a Multidimensional Construct in the Context of an Expatriate Assignment [J]. Journal of Management, 2004, 30 (2): 209–237.

④ 刘璞, 井润田, 刘煜. 基于组织支持的组织公平与组织承诺关系的实证研究 [J]. 管理评论, 2008 (11): 31–35, 16, 63–64.

重要发展趋势：从单一维度向多维度深入，从理论构建向实践应用拓展。未来的研究需要进一步探讨组织支持感的文化差异性、量表的国际化适用性以及多维度结构对不同类型组织和员工群体的适用性。此外，随着新兴工作形态的出现，如何在远程工作、灵活工作安排中有效测量和提升组织支持感，也将是未来研究的重要方向。通过这些深入的探讨和研究，组织支持理论将在理论和实践层面上为现代组织提供更为丰富的指导和启示。

三、组织支持的多元性

在深入探讨组织支持理论及其测量的现状与未来发展方向时，我们必须考虑到现代组织环境的多样性与复杂性。随着全球化的加速和信息技术的快速发展，组织面临着越来越多的挑战，这些挑战不仅来自外部环境的变化，还包括内部员工需求的多样化。因此，对组织支持感的测量与实践应用需要更加精细化和多元化的考量。

（一）组织支持感的动态性与适应性

组织支持感并非一个静态的概念，而是一个动态变化的过程。员工的感知会随着时间和组织环境的变化而变化，因此，组织支持策略也需要具备相应的适应性和灵活性。例如，在组织经历重大变革或危机时，员工对于组织的支持需求可能会显著增加，这时组织应当及时调整其支持策略，以维持员工的信任和承诺。同样，初始阶段的支持感知对于新加入组织的员工快速融入组织文化和提高工作绩效至关重要。

（二）组织支持感与员工福祉的关联研究

组织支持感与员工福祉之间存在着密切的联系。高水平的组织支持感不仅能够提高员工的工作满意度和组织承诺，还能够显著提升员工的心理健康水平和生活质量。因此，组织在制定人力资源政策和管理策略时，应当充分考虑其对员工福祉的潜在影响。通过提供充分的心理健康支持、工作与生活平衡的策略和职业发展机会，组织能够在促进员工福祉的同时，增强其对组织的忠诚度和归属感。

（三）跨文化视角下的组织支持感研究

在全球化背景下，跨文化管理是组织不可忽视的重要议题。拥有不同文化背景的员工可能对组织支持有着不同的期望和感知。因此，在设计组织支持策略时，组织需要考虑到文化差异的影响，采取更为细致和差异化的管理措施。例如，在集体主义文化背景下，员工可能更加重视组织层面的支持和团队协作，而在个体主义文化背景下，员工可能更加重视个人成就的认可和职业发展的支持。通过对跨文化差异的深入理解和研究，组织能够更有效地管理多元化的员工队伍，构建包容性和支持性的工作环境。

（四）面对新兴工作模式的组织支持策略

新兴的工作模式，如远程工作、灵活工作等，向组织提出了新的挑战。在这些工作模式下，传统的面对面交流和支持机制可能不再适用，组织需要探索新的支持策略。通过利用现代信息技术手段建立有效的在线沟通平台，提供远程工作所需的资源和支持，以及构建基于信任和自主的管理文化，组织能够在新兴工作模式下保持高水平的员工支持感知和工作绩效。

组织支持理论及其测量在现代管理实践中扮演着至关重要的角色。通过对组织支持感的多维度、动态性和跨文化特性的深入研究，以及对新兴工作模式下组织支持策略的探索，组织可以更有效地应对当下和未来的管理挑战，促进员工与组织的共同成长和发展。

第六节　研究述评

一、心理授权感知与工作创造力关系述评

在探讨心理授权感知与工作创造力之间的关系时，深入的理论回顾与文献分析揭示了心理授权感知作为一种员工对于领导权力下放和赋能的心理认

知，受到个人特质、文化背景等多重因素的影响。这种认知的深度与广度的变化，能够显著促进员工在组织工作环境中行为的转变，从而有力地提升其工作创造力。

心理授权的内在驱动效应体现在员工对其角色与组织承诺的感知上，进而影响他们在组织管理实践中的参与度和决策过程。当领导有效地提升员工的心理授权感知时，不仅满足了员工的高层次需求，而且促进了基于自我决定理论的积极工作行为，使员工能够在实现组织目标的同时，展现出杰出的工作创造能力。

心理授权的各个子维度对员工个体产生的影响各有侧重。这些维度作为心理层面的变量，直接受到组织环境和领导风格的影响，同时也会对员工在工作环境中的行为表现产生显著反馈。实证研究显示，心理授权与员工的工作态度、工作绩效、创新绩效及创造力之间存在正向关联。

工作意义维度增强了员工对自身工作价值的认识，激发了员工对任务的内在动机；自我效能感维度提升了员工的工作信心，使其在面对工作挑战时能够依靠自身的判断力和创新方法达成目标；工作自主性维度关键在于是否使员工勇于独立解决问题，正确的权力感知使员工认为自己具备解决问题的能力、资源和权力，从而激励他们根据实际情况采取主动行动；工作影响力维度则体现了员工对自己在组织战略、团队行为、管理活动中影响力的感知，只有当员工确信自己的行动能够产生影响时，他们才会更加积极地参与组织和团队的建设，勇于分享自己的新想法和理念。

这些讨论不仅深化了我们对心理授权感知与工作创造力关系的理解，而且强调了心理授权感知在激发个人工作创造力方面的积极作用，为组织提供了在管理实践中培养和促进员工创造力的有效途径。

心理授权感知作为一种深层次的心理体验，其在激发员工创造力方面的作用不容小觑。这种感知不仅仅是员工对于工作权力的简单认知，更是一个复杂的动态过程，涵盖了员工对自身能力、角色意义、自主性以及对组织影响力的全面评估。我们再进一步探讨心理授权对工作创造力的影响，揭示几个关键的互动机制。

一是权力下放与内在动机的激发。权力下放是心理授权感知的重要组成部分，通过赋予员工更多的决策权和自主权，激发了员工的内在动机。内在动机作为推动个体探索新想法、挑战现状并创造性解决问题的内部动力，是工作创造力发展的基石。员工在感知到自己的工作具有重要的意义，能够独立完成任务，并对结果产生影响时，会更加积极地参与工作，发挥出更高的创造力。

二是自我效能感与挑战性任务的对接。自我效能感，即员工对自己完成特定任务能力的信心，是心理授权感知的另一个关键维度。高自我效能感的员工更愿意接受挑战性任务，并相信自己能够通过创造性的方法解决问题。这种信念驱动员工积极寻求新的解决方案，敢于尝试非传统的方法，进而提升工作创造力。

三是自主性与创新行为的促进。工作自主性直接关系到员工在工作中的自主权，包括工作方法、工作时间和工作策略的选择。高度的工作自主性不仅可以增强员工的责任感和参与感，还能为员工提供一个自由的思考和实验空间，这是创新思维和创造力产生的重要条件。在这样的环境中，员工能够自由地表达自己的想法，探索新的工作方法，促进创新行为的产生。

四是影响力与积极参与的相互作用。员工的工作影响力感知，即员工认为自己的行为能够对组织或团队产生实质性影响，这对于提高员工的参与度和创造力至关重要。当员工感受到自己的贡献被认可，且能够影响团队或组织的决策时，会更加积极地分享自己的创意和建议，参与组织的创新活动。这种积极的参与不仅能够促进个人的成长和发展，还能为组织带来更多的创新机会。

总而言之，心理授权感知通过增强员工的内在动机、自我效能感、工作自主性以及对工作的影响力感知，为员工提供了一个充满挑战和机会的工作环境。在这样的环境中，员工更有容易发挥出自己的工作创造力，为组织的创新发展做出贡献。因此，组织管理者在实践中应关注如何有效提升员工的心理授权感知，以促进工作创造力的提升，进而推动组织的持续创新和发展。

二、知识共享的中介关系述评

在知识经济的时代背景下，知识共享的主题日益受到学术界和业界的广泛关注。研究者们从知识的特性、知识主体、组织和外部环境等多个维度探讨了知识共享的动因，但对于知识共享的具体实现路径，大多数研究依然集中在信息技术支持和人文策略上——其中人文策略主要聚焦于组织文化和人际交流。与此相对，从工作本身出发，探索知识共享实现途径的研究相对较少。

随着对工作特性研究的深入，对工作设计的要求也从早期的标准化、专业化，逐渐转向了更加扩展化和多元化的方向。工作设计的焦点也由仅仅关注提升工作绩效，转变为更加注重员工的心理体验和满足。这一转变不仅反映了新一代员工对于自我实现的追求，也是有效激发员工积极性和主动性的关键。从管理实践的角度来看，授权不仅是一种管理手段，更是激发员工内在动力的重要策略。理论研究表明，外部环境的变化能够引发员工的心理感知变化，而这种心理感知进一步影响员工的行为模式。

在现有的研究中，心理授权感知作为知识共享的潜在驱动因素，尚未得到充分的关注。因此，将心理授权感知视为一种基于工作状态的授权体验，并探讨其对知识共享行为的可能影响，成为本研究的核心课题。本研究旨在分析心理授权感知对知识共享的作用机制，以及知识共享在心理授权感知与工作创造力之间的中介作用，旨在深化知识共享对企业促进作用的理解。

通过这一研究，我们期待能够揭示心理授权感知与知识共享之间的内在联系，以及知识共享如何作为一种桥梁，将心理授权感知转化为工作创造力的提升。这不仅能够为理论研究提供新的视角和理论贡献，也为实务界提供指导，帮助组织更有效地利用心理授权和知识共享机制，促进企业创新和发展。

深入探讨心理授权感知与知识共享之间的关系，及其对工作创造力的影响，不仅能够丰富现有的理论体系，也能为组织提供实践中促进知识共享和创新的有效策略。心理授权感知在这一过程中起到了关键的催化作用，它通过增强员工的自我效能感、提高任务意义感、增加工作自主性和影响力感知，激发员工的积极性和创造性，进而促进知识的共享与创新活动。

一是心理授权感知与知识共享的相互作用。心理授权感知是员工感受到的一种权力自由度，这种感知使员工认为自己能够在工作中做出重要的决策，并能够对工作结果产生影响。当员工感到被授权时，他们会感觉到自己的工作更加有意义，感到自己对组织有更多的贡献。这种感知不仅提升了员工的工作满意度和参与度，也增加了员工之间的信任和开放性，从而促进了知识的分享和传播。

二是知识共享在心理授权感知与工作创造力之间的桥梁作用。知识共享是一种组织行为，是创新和创造力发展的基础。员工通过共享个人的知识和经验，不仅能够促进团队内的学习和成长，也能够激发新的创意和解决方案。在这一过程中，心理授权感知为员工提供了更多的自主性和参与感，使员工更加愿意分享自己的知识和见解。同时，知识共享也加强了员工之间的互动和协作，为创新提供了更加丰富的土壤。因此，知识共享在心理授权感知与工作创造力之间起到了关键的中介作用。

三是实现知识共享的策略。为了更有效地实现知识共享，组织可以采取以下五种策略，以促进信息流通、增强员工的创造力，进而推动组织的持续创新和发展。

第一，建立具有开放性和支持性的组织文化。组织文化对知识共享的影响极大。具有开放性的文化鼓励员工表达意见和分享信息，而支持性文化则确保员工在分享知识时不会感到自身有任何风险。组织可以通过培养一种认可和尊重个体贡献的氛围来促进这种文化。此外，领导者应通过身体力行来示范开放性和支持性行为，如定期举行知识分享会议，鼓励透明沟通，以及对知识共享行为给予正面的反馈和认可。

第二，实施有效的心理授权策略。心理授权感是提升员工积极性的重要因素。通过提供明确的目标、合理的任务分配和让员工参与决策过程，员工会感到自己对工作有更大的控制权和责任感，从而更愿意分享自己的知识和经验。心理授权还包括增强员工的自我效能感，让他们相信自己的贡献能够给组织带来积极的变化。

第三，提供适当的知识管理工具和资源。现代信息技术提供了多种工具和平台来支持知识的存储、检索和分享。例如，内部知识库、协作平台和社交网络工具等都可以促进知识的流通。组织应投资这些技术，降低知识共享的技术障碍，并通过定期培训，确保员工能够有效使用这些工具。

第四，强化团队合作和个人发展。强化团队合作可以通过建立信任和共情来促进知识共享。团队建设活动、定期的团队反馈会议和开放式讨论都能够增强团队成员之间的关系。同时，个人发展计划不仅可以帮助员工提升自身技能，还可以激发他们的创新潜能，增进其与同事之间的知识交流。

第五，激励和奖励知识共享行为。明确的激励机制可以显著提升员工分享知识的意愿。组织可以通过实物奖励、表彰、晋升机会或额外的假期等方式来奖励那些积极参与知识共享的员工。此外，将知识共享的表现纳入年度绩效评估中，可以长期鼓励员工保持这一行为。

通过这些策略，组织不仅能够促进知识的广泛共享，还能够激发员工的创造力，推动组织的持续创新和发展。心理授权感知和知识共享之间的相互作用，为组织提供了一条促进员工参与、创新和协作的有效路径，有助于构建一个更加活跃和具有创造性的工作环境。

三、工作压力的调节关系述评

在管理学的研究领域内，工作压力及其对员工心理与行为的影响一直是一个重要的研究议题。尽管当前的研究已经对工作压力的直接产出，如工作满意度、绩效和员工创造力等，有了较为深入的探讨，但对于在工作压力情境下员工心理和行为变化的综合理解仍显不足。相较于心理学领域对压力的研究，管理学中的工作压力研究更侧重于压力对工作产出的影响，涵盖了从工作环境、个人特质到个体与环境交互等多个维度。

随着工作压力研究框架的日渐成熟，一些学者开始对工作压力进行更细致的分类，基于个体对工作压力的主观评价，将工作压力区分为挑战性工作压力和阻碍性工作压力。这一分类为探索工作压力的双面性——其正负向效应——提供了新的视角。研究逐渐关注如何最大化地发挥工作压力的积极影响并尽可能减少其消极影响。

然而，尽管将时间压力、工作不安全感等因素作为调节变量来研究它们对创造力及其他产出变量的影响已较为常见，直接探讨挑战性与阻碍性工作压力的调节作用的研究却相对匮乏。此外，基于社会认知理论的视角将工作压力视为一种环境变量，探究其在特定情境下对员工心理状态和行为的影响，是一个值得深入探讨的研究方向。

因此，本书旨在通过尝试性研究，验证挑战性和阻碍性工作压力的调节作用。通过对这一调节作用的探索，本研究希望能够为理解工作压力的复杂性提供新的视角，特别是在保持工作压力对员工积极激励的同时，如何降低其潜在的负面影响。这将对实务界如何设计有效的压力管理策略，以及如何构建支持性的工作环境以促进员工心理健康和提高工作绩效提供有价值的洞见。

深入探讨挑战性与阻碍性工作压力的调节作用，对于拓展我们对工作压力复杂性的认知具有重要意义。这种区分揭示了工作压力并非单一维度的负面状态，而是一个具有双重性质的现象，既有可能促进员工成长和提高绩效，也可能导致工作满意度下降和创造力受损。本节将进一步探讨这两种类型的工作压力对员工行为和心理状态的不同影响，以及如何通过管理实践中的策略调节这些影响，最大化地发挥工作压力的积极作用。

（一）挑战性工作压力的潜在积极效应

挑战性工作压力，如紧迫的截止日期和高难度任务，虽然可能增加员工的工作负担，但同时也被视为提升个人能力和实现职业发展的机会。这种压力类型激发员工的内在动机，促使他们积极寻求解决方案，提高工作效率和创造力。对于如何有效地管理和利用挑战性工作压力，以下是三种策略的进一步阐述，旨在帮助组织最大化地发挥这类压力的积极作用。

1.明确目标和期望

设置清晰且具有挑战性的目标对于激发员工的潜能至关重要。这不仅为员工的工作提供方向，还可以提高他们面对压力时的动力和自我效能感。明确的目标使员工明白自己的努力方向和预期成果，这种透明度有助于减少不确定性和焦虑感。为此，管理者应与员工共同确定这些目标，确保它们既富有挑战性，又符合个人的能力和职业发展规划。此外，设定阶段性的里程碑和反馈机制也非常重要，这有助于员工在追求长期目标的过程中，持续感受到成就和进步。

2. 提供资源和支持

面对挑战性的工作压力时，确保员工能够访问到必要的资源是他们成功的关键。资源可以是实物资源如技术工具、信息资料，也可以是非物质资源如培训、辅导或更灵活的工作安排。例如，如果员工需要完成一个技术要求高的项目，组织应提供相关的技术培训和访问最新科技的机会。同时，管理者的支持也非常关键，包括定期检查进展、提供建设性的反馈以及鼓励团队协作。通过这样的支持，员工不仅感受到组织的关怀，还能获得完成任务所需的额外帮助。

3. 培养积极的组织文化

积极的组织文化能显著增强员工对挑战性压力的适应能力。这样的文化鼓励员工接受并挑战新的任务，同时也认可并庆祝他们的努力和成就。管理者可以通过表彰在压力情境下表现出色的员工，来强化这种文化，从而激励全体员工在面对挑战时保持积极性和创造性的态度。此外，鼓励员工之间的开放沟通和信息共享，也是构建支持性文化的重要部分。在这种文化中，员工更愿意分享成功经验和应对挑战的策略，从而共同提高团队的整体表现和凝聚力。

通过实施这些策略，组织不仅能够帮助员工更好地管理挑战性工作压力，还能激发他们的创造力和提高整体工作绩效。这种积极的压力管理方式有助于将潜在的工作挑战转化为个人和组织成长的机会。

（二）阻碍性工作压力的消极影响及其调节

阻碍性工作压力，如角色冲突和工作不确定性，通常与员工感受到的挫败和资源损耗有关，可能对员工的心理健康和工作绩效产生负面影响。为了减轻阻碍性工作压力的负面作用，组织可以考虑以下三种策略。

1. 提高沟通效率和透明度

有效的沟通是减轻员工感知的不确定性和压力的关键。组织应确保信息的及时传递和透明度，使员工能够理解决策过程、变更政策和未来规划。这包括定期的员工大会、透明的管理决策和开放的反馈渠道。管理者应鼓励员工表达自己的担忧和建议，并确保这些输入得到回应。此外，增设问答环节或者匿名反馈箱也是改善内部沟通的有效方法。通过这种方式，员工可以在一个支持性和开放性的环境中解决他们的疑虑，从而减少因信息缺乏或误解而产生的心理压力。

2. 角色清晰化

角色冲突和不明确的职责是引起工作压力的常见原因。为了解决这个问题，组织应当明确每名员工的角色和职责。这可以通过更新职位描述、定期的职责审查和与员工的一对一会谈来实现。确保每个人都清楚自己的任务、预期成果以及他们对团队和组织目标的贡献。此外，为新员工提供详细的入职培训以及为现有员工提供持续的职业发展机会，也是确保角色明确和职责清晰的重要组成部分。

3. 强化员工的应对能力

培养员工的抗压能力是帮助他们应对阻碍性压力的有效方法。组织可以通过提供应对策略培训、压力管理研讨会和心理健康支持来增强员工的抵抗力。例如，实施定期的心理健康培训，教授正念冥想、情绪调节技巧和时间管理技巧。此外，提供专业的心理健康支持，如员工援助计划（Employee Assistance Progtam，EAP），可以为员工在面对工作和个人压力时提供帮助。这些资源不仅可以帮助员工建立起处理工作压力的内在机制，也会提升他们对未来挑战的整体应对能力。

通过实施这些策略，组织不仅能够减轻员工的阻碍性压力，还能提高员工的整体工作满意度和绩效，创造一个更健康、更有生产力的工作环境。

（三）将知识共享作为调节机制

在挑战性和阻碍性工作压力之间建立有效的调节机制是至关重要的。知识共享在这一过程中扮演着关键角色，它不仅可以帮助员工更好地理解和应对工作压力，还能促进团队内的协作和创新。通过建立共享的知识库和促进开放的沟通渠道，组织可以提高员工在面对工作压力时的集体应对能力，进而提升整个组织的适应性和韧性。

综上所述，通过对挑战性和阻碍性工作压力的深入理解及其调节作用的探索，本研究旨在揭示工作压力的复杂性和双重性。通过实施有效的管理策略，不仅可以减轻工作压力的负面影响，还可以激发员工的潜力，促进个人和组织的成长与发展。

四、组织支持的调节关系述评

在探讨组织支持及其深远影响时，艾森伯格等人于1986年基于社会交换理论，引入了组织支持感的概念，这一概念深刻揭示了员工对于组织的重视和关怀的整体感知与认识。组织支持感源于员工对于组织对自己的贡献与福祉的重视程度的评估，这种评估基于个人的认知和经历。员工在感知到组织的关怀和支持时，更倾向于从组织的视角出发考虑问题，显示出较高的组织承诺。

组织支持不仅激活了员工与组织间的社会交换过程，而且这种交换超越了单纯的经济层面，包含了情感性的元素。员工在这种深层次的社会交换关系中，将自己的利益与组织的发展紧密相连，培养了对组织目标实现的深切责任感。这种以"我为组织所得，便应为组织所做"的责任意识为核心，驱动员工展现出更多对组织有益的创造性行为。

自组织支持感概念提出以来，围绕其对员工行为和心理状态调节作用的研究已经形成了丰富的学术讨论。因此，本书旨在深入探讨组织支持对员工心理和行为的影响，尤其是在激发员工创新行为、增强员工责任心以及促进组织承诺方面的关键调节作用。通过对组织支持概念的深化理解和实证研究，本书期望为管理实践提供借鉴，帮助组织构建更为坚实的员工关系，以及通过有效的组织支持策略，促进员工与组织的共同成长与发展。

深入探讨组织支持感及其对员工心理与行为的影响，我们发现组织支持感不仅作为一种心理感知存在，它还在促进员工与组织间建立深层次的情感连接、提升员工工作动力以及激发创新行为方面发挥着至关重要的作用。组织支持感强化了员工对于组织的认同感和归属感，这种认同感和归属感成为员工投身于工作、积极贡献于组织的重要动力。

一是组织支持感与员工认同感。组织支持感的提升有助于加深员工对组织的认同感。当员工感知到组织在乎他们的贡献并关心他们的福祉时，他们会将自身的价值和组织的目标更紧密地绑定在一起。这种认同感激励员工在日常工作中超越基本职责，主动寻求改进和创新的机会，以助推组织向更高目标迈进。

二是组织支持感与员工归属感。组织支持感还能增强员工的归属感，归属感是个体在社会群体中感到自己被接纳、价值被认可的一种心理状态。强烈的归属感可以显著减少员工的离职意向，增强团队的凝聚力。在这样的工作环境中，员工更愿意分享自己的想法和知识，共同解决问题，这对于知识共享和团队创新至关重要。

三是组织支持感与创新行为。组织支持感通过提高员工的心理安全感，鼓励他们挑战现状，尝试新方法，从而促进创新行为。心理安全感会使员工敢于在工作中表达和实施创新想法，即使这些想法可能存在风险或遭遇失败。组织的支持体现在为员工提供必要的资源、时间以及鼓励其探索未知的勇气，这些都是创新成功的关键因素。

四是实施组织支持的策略。为了增强员工的组织支持感，组织可以采取一系列综合策略，这些策略不仅有助于提升员工的工作满意度和忠诚度，还能激发他们的创新潜力和参与度。以下是对这些策略的进一步详细阐述：

第一，强化沟通机制。沟通是增强组织支持感的关键。通过建立有效的沟通渠道，组织可以确保员工的意见和建议得到及时的听取和响应。定期的沟通会议不仅可以更新员工关于组织发展的最新动态，也提供一个平台让员工分享自己的见解和担忧。此外，实施360度反馈系统可以帮助管理层从多个角度收集对员工表现的反馈，这种全面的反馈机制有助于员工了解自己在组织中的定位和价值，从而增强其归属感。

第二，提供发展机会。组织应积极为员工提供成长和发展的机会，包括专业培训、技能提升课程和职业发展规划等。通过持续的学习，员工能够感受到组织对其长期职业成功的投资，从而提高他们对未来的信心和对组织的忠诚度。例如，制定个性化的职业发展路径，定期召开职业辅导会议可以帮助员工明确职业目标并实现这些目标，增加他们在职业生涯中的主导感和满足感。

第三，创建正向的工作环境。建立一个基于信任和尊重的工作环境对于培养积极的员工行为至关重要。管理者应该通过树立榜样来推广开放和包容的文化，鼓励员工在一个无惧于惩罚的氛围中自由地表达自己的创意和异议。此外，公正地处理冲突和投诉，保护员工免受不公平待遇，这些都是创造正向工作环境的重要措施。

第四，实施公平的激励制度。公平和透明的激励机制是增强组织支持感的重要因素。确保所有员工都能在平等的基础上获得认可和奖励，能大大提升员工的工作积极性和忠诚度。组织应定期审视和调整其激励机制，确保它们能够公正地反映员工的贡献，并适应市场和业务的变化。此外，晋升机制的透明化也非常关键，员工应该清楚地知道如何才能实现职业上的进步。

通过这些实践策略，组织不仅能够增强员工的组织支持感，还能进一步促进员工的积极参与、提高工作满意度和创新能力，激励他们为组织的创新和进步做出更大的贡献，这种深层次的组织支持感将促使员工将个人的成功与组织的成功紧密联系起来，从而为组织的持续发展和竞争力提升打下坚实的基础。

第四章

心理授权与工作创造力关系的理论基础

第一节　理论基础之社会认知理论

社会认知理论，由阿尔伯特·班杜拉（Albert Bandura）在1986年提出，是在社会学习理论基础之上进一步发展而来的一个理论体系。[①]它扩展了研究的视野，不仅局限于学习理论，而且涵盖了个体行为、认知过程以及环境因素之间的复杂交互作用。社会认知理论的核心在于"外部环境—主体认知—个体行为"的三元交互模型，它阐释了个体的行为、认知与环境之间存在着相互作用和相互决定的关系。这一理论模型强调了环境因素与主体认知、主体认知与个体行为、环境因素与个体行为之间的双向交互关系，揭示了个体行为决策是在环境因素与个体认知共同作用下形成的复杂过程。

社会认知理论的创新之处在于，它明确指出环境、认知、行为三者间的交互作用并非均等，而是一个动态平衡的过程。个体在追求认知、行为与环境之间的一致性和协调性时，若遇到不平衡或不协调的状态，会通过调整内部认知或改变外部行为来解决心理压力，进而恢复三者之间的平衡状态。

自我效能感，作为社会认知理论的核心概念，起到了连接外部环境与个体行为的桥梁作用。自我效能感是指个体对自身能力的信念，是决定个体是

---

① BANDURA A. Social Foundations of Thought and Action: A Social Cognitive Theory [M]. Upper Saddle River: Prentice Hall, 1986.

否能够成功完成任务和达成目标的关键因素。这一理论强调，个体的工作绩效、行为选择以及面对挑战的能力，极大程度上受到个体自我效能感的影响。

在当前的研究中，社会认知理论主要聚焦于个体层面，遵循着"情境变量—自我效能感—行为结果"的研究范式。这一理论不仅适用于分析和预测个体行为决策过程，还为理解个体如何在挑战性与阻碍性工作压力下做出反应提供了理论基础。通过探讨这些工作压力对个体自我效能感的影响，本研究旨在深化我们对于如何调节工作压力、促进个体行为调整和改善工作绩效的理解；以社会认知理论为框架，进一步探索工作压力的积极和消极效应，以及如何通过管理实践最大化地发挥其潜在的正向作用。

社会认知理论为理解和解释个体在复杂工作环境中的行为提供了一个全面的框架，尤其在处理工作压力及其对个体行为决策的影响方面表现出其独特的理论价值。通过深入探索"外部环境—主体认知—个体行为"的三元交互模型，本理论不仅揭示了个体如何通过内在认知处理外部环境的信息，更重要的是，它强调了个体认知在塑造行为响应中的中心作用。

一是自我效能感的核心作用。自我效能感作为社会认知理论中的核心概念，其在个体面对挑战性与阻碍性工作压力时的行为决策中发挥着关键作用。自我效能感高的个体更有可能视工作压力为可克服的挑战，从而采取积极的应对策略，如更加努力工作、寻求创新解决方案等，以提高工作绩效和创造力。相反，自我效能感低的个体可能将相同的工作压力视为难以克服的障碍，导致逃避或消极应对行为，从而影响工作绩效。

二是调节工作压力的策略。在应对工作压力方面，社会认知理论提供了重要的策略指导。首先，增强个体的自我效能感是关键。组织可以通过提供培训、正向反馈、角色模仿等方式，帮助员工建立和增强自我效能感，使其更有信心面对工作中的挑战。其次，改善外部环境。优化工作流程、提供必要的资源支持、创造正面的组织文化，都能有效降低阻碍性工作压力的负面影响，同时增强挑战性压力的积极激励作用。

三是促进个体和组织发展。通过应用社会认知理论的原则，组织能够更有效地激发员工的潜力，促进个体和组织的共同发展。在挑战性和阻碍性工作压力的背景下，社会认知理论不仅帮助我们理解个体如何认知并应对压力，更重要的是，它为组织提供了一套促进员工积极行为、提高组织绩效的实用策略。通过增强自我效能感、优化工作环境和提供必要的支持，组织可以有效地调节工作压力的影响，激发员工的创新潜力，实现组织目标。

综上所述，社会认知理论为理解工作压力及其对员工行为的影响提供了深刻的借鉴。在这一理论框架下，组织能够采取具体策略，不仅能够减轻工作压力对员工的负面影响，更能够激励员工应对挑战、增强自我效能感，促进个体成长与组织发展，实现组织与员工的双赢。

第二节　理论基础之社会交换理论

社会交换理论，最初由乔治·C. 霍曼斯（George C. Homans）在1958年提出，深化了我们对于社会交换过程的理解。该理论的核心观点是，社会交换是基于资源与报酬之间的互动，涉及个体间形成的社会交换关系。社会交换不仅限于物质的经济交换，还包括了富有情感色彩的社会交换关系，体现了人与人之间交往的复杂性和多样性。

在社会交换理论的发展中，主要分为两个理论流派：社会交换的行为主义视角和社会交换的结构主义视角。霍曼斯的社会交换行为理论着眼于个体层面的交换行为，强调人与人之间的交换不仅涉及经济层面，还包含了情感层面的社会交换。而彼得·布劳的社会交换结构理论则将视角扩展到群体和组织层面，认为社会交换过程涉及更广泛的社会结构和组织行为。

布劳进一步阐述了社会交换的过程，指出当一方在交换中先行付出（未事先明确约定报酬）并期待得到对方的报答性回应时，如果对方未能提供相应的回报，则可视为交换未发生；相反，若得到了回报，则交换关系得以持续。[①] 社会交换理论突出了交换双方基于某种交换原则产生高质量交换关系的

---

① BLAU P M. Exchange and Power in Social Life [M]. New York: Wiley, 1964.

重要性，其中互惠原则尤为典型。根据互惠原则，当员工感知到组织的关怀、善待和投资时，通常会觉得自己有责任积极回报组织。

社会交换理论在组织行为学中的应用极为广泛，它被用来解释组织中员工的工作态度和行为模式，例如员工的额外角色行为和组织公民行为等。这一理论强调了组织与员工之间互动关系的重要性，并通过这种互动关系来解释员工对组织的忠诚度和积极行为。

本研究将社会交换理论作为探讨心理授权感知对知识共享影响的理论基础，并将组织支持作为调节变量展开讨论。通过深入理解社会交换理论，我们能够更好地认识到组织支持如何通过增强员工的心理授权感知，促进知识共享，进而提高组织绩效和创新能力，这为组织管理提供了重要的理论指导和实践启示。

更深层次探讨社会交换理论在心理授权感知和知识共享领域的应用，揭示了组织支持如何作为一个关键的调节变量，影响员工的行为和态度。社会交换理论强调基于互惠原则的交换关系，这种关系不仅限于物质资源的交换，更包括了情感支持和社会资本的交换。在组织环境中，这一理论为理解员工如何通过感知到的组织支持而产生的积极回馈行为提供了框架。

一是心理授权感知与社会交换。心理授权感知在社会交换过程中扮演着重要角色。当员工感知到高度的组织支持时，他们倾向于认为组织重视自己的贡献并关心自己的福祉，从而激发了强烈的归属感和责任感。这种心理状态促使员工愿意以更高的工作投入和创造性行为回报组织，形成一种积极的社会交换循环。在这个循环中，组织提供的支持不仅限于物质层面，更重要的是包括情感支持、职业发展机会和工作自主权等。

二是将知识共享作为社会交换的一部分。知识共享是组织内部一种重要的社会交换形式，它不仅能够促进组织知识的积累和创新，还能够增强员工之间的信任和团队合作精神。在心理授权感知的背景下，员工更愿意分享自己的知识和经验，因为他们相信这种分享能够得到组织的认可和回报。此外，组织提供的支持和资源为知识共享创造了有利的环境，使得员工在分享知识时感到更加自信和满足。

三是发挥组织支持的调节作用。组织支持在社会交换理论中起到了调节作用，它影响着员工对于心理授权感知和知识共享行为的反应。组织通过建立开放、包容的文化氛围，实施公平的激励机制，提供必要的资源和培训，可以显著增强员工的心理授权感知。这种支持直接促进了知识共享行为，员工因为感受到的支持而减少了知识共享的心理障碍，增强了参与共享的动机。

综上所述，社会交换理论提供了一个深刻的视角，帮助我们理解组织支持、心理授权感知和知识共享之间的动态交互关系。通过强化组织支持，可以有效地激发员工的心理授权感知，从而促进知识共享行为，这对于组织创新和持续发展至关重要。因此，组织管理者应该重视构建基于互惠原则的社会交换文化，通过提供持续的支持和资源，营造一个促进知识共享和创新的工作环境，以实现组织和员工的共同成长与发展。

第三节 理论基础之自我决定理论

自我决定理论，由理查德·瑞安（Richard M. Ryan）和爱德华·迪西（Edward L. Deci）两位美国学者于1995年提出，[①] 二人于2000年深刻地探讨了人类行为背后的动机力量。[②] 这一理论的精髓在于基本心理需要理论，它揭示了个体内在的三种基本心理需求：自主性、胜任感和归属感。自主性需求体现了个体对自己行为决定权的渴望；胜任感需求则是个体在参与活动时追求的能力感和成就感；归属感需求强调了个体对于被他人接纳、理解和支持的追求，是建立亲密关系和社会连接的基础。

自我决定理论提出，个体激发内在动机以实现优秀工作成果的关键，以

① DECI E L, RYAN R M. Intrinsic Motivation and Self-Determination in Human Behavior [M]. New York: Plenum Press, 1985.

② DECI E L, RYAN R M. The "What" and "Why" of Goal Pursuits: Human Needs and the Self-Determination of Behavior [J]. Psychological Inquiry, 2000, 11 (4): 227-264.

及将外在动机转化为内化动机的基础，取决于这三种基本心理需求的满足程度。环境因素如果损害这些基本心理需求，个体的内在动机就会受挫，表现为动力的减退。因此，自我决定理论强调了个体内在驱动力的重要性，认为个体的行为动机受到社会环境的正面激励或是负面阻碍，进而展现为积极投入或是被动懒散的不同行为模式。

在探讨环境因素与个体行为之间的相互作用时，自我决定理论展现了其强大的解释能力。它不仅阐释了个体如何在社会环境的影响下形成动机，还探讨了如何通过满足个体的基本心理需求来促进积极的行为表现。大量实证研究已经将自我决定理论作为理论基础，深入研究了该理论在各种实践领域中的应用。

本研究依托自我决定理论，旨在深入探讨员工心理授权感知如何影响个人的工作创造力。通过了解自我决定理论中的基本心理需求如何在工作环境中得到满足，以及这种满足如何促进员工展现更高层次的创造性行为，为本研究揭示员工创造力背后的内在动机机制提供了理论支持。这一理论视角不仅为理解员工行为提供了深刻洞察，也为组织管理提出了实质性的指导——通过营造支持性的工作环境，满足员工的基本心理需求，以激发员工的内在动力，推动创新和发展。

自我决定理论深化了我们对于动机背后心理机制的理解，特别是它如何在组织背景下影响员工的行为和创造力。通过详细探讨个体内在的三种基本心理需求——自主性、胜任感和归属感——以及它们如何被环境因素所影响，该理论为构建激励员工的策略提供了坚实的理论基础。

一是自主性需求与员工参与度。自主性需求强调个体对其行为和决策拥有自主权的重要性。在工作环境中，这意味着员工在执行任务时能够享有一定程度的自由度和选择权。当组织环境支持员工的自主性时，员工更可能感到其工作富有意义，并由此激发了内在动机，这种内在动机促进员工积极参与工作，从而提升工作绩效和创新能力。因此，通过提供任务选择的机会、鼓励员工参与决策过程等方式，组织可以有效地满足员工的自主性需求。

二是胜任感需求与工作绩效。胜任感需求涉及个体对自己能够成功完成任务和挑战的信念。在工作场所，满足这一需求意味着员工能够在完成工作任务时体验到成就感和成功感。组织可以通过设置合理的挑战性目标、提供正向反馈、创建支持从失败中学习的文化氛围等方式，来支持员工的胜任感需求。这不仅能提高员工的自我效能感，还能激励他们追求更高的工作表现和展示创新行为。

三是归属感需求与社会连接。归属感需求强调了个体对于被社会群体接纳和支持的渴望。在组织中，通过建立团队合作精神、促进开放和包容的交流、鼓励互助和支持等文化，可以有效地满足员工的归属感需求。当员工感到自己是团队不可分割的一部分时，他们更愿意分享知识、协作解决问题，并对组织产生更强烈的忠诚感，这些都是促进组织创新和稳定发展的重要因素。

综上所述，自我决定理论提供了一个强大的框架，用以理解和促进员工在组织中的积极行为。通过满足员工的基本心理需求，组织不仅能激发员工的内在动机，还能促进员工的工作满意度、绩效和创造力。这一理论的实证应用表明，管理者在设计工作环境、任务分配以及人际关系策略时，需要考虑如何有效满足员工的自主性、胜任感和归属感需求。最终，这将形成一种更加健康、积极和创新的组织文化，为组织带来持续的竞争优势。

第五章

心理授权与工作创造力关系的研究假设

第一节　员工心理授权感知与个人工作创造力的关系

心理授权感知，在管理学领域中，被认为是一种至关重要的心理状态。它源于管理者将一定程度的决策权力下放给员工，旨在提升组织的整体管理效能。这种授权策略的直接成果是触发员工的心理授权感知，从而激发他们的内在创造潜力。

心理授权感知的核心在于员工对授权行为的个人感知。这种感知不仅关乎于实际被赋予的权力，更重要的是员工对于授权行为的主观解读。当员工在日常工作中体验到这种心理授权时，他们的工作态度往往变得更加积极和自发，愿意主动提出创新的想法，为组织带来新的增长点。

这种心理层面的授权感知与其他形式的感知截然不同，因为它能够直接促进员工发挥自己的主观能动性。这意味着员工不仅仅是被动地完成任务，而且能够出于内心的驱动和满足感，自发地投入组织分配的工作中，产生积极的工作成果。

在众多研究中，心理授权经常被作为一种中介变量来探究领导者授权与组织创新绩效之间的关系。这种研究路径揭示了授权对员工的影响首先体现为心理层面的授权感知。员工一旦感知到被授权，便会激发其创造力，对组织的创新绩效产生显著推动作用。

因此，心理授权感知不仅是理解员工行为和创造力的关键，也是组织管理实践中不可忽视的策略要素。管理者通过合理的授权策略，能够有效地释放员工的创造潜能，促进员工和组织共同成长。这一过程中，如何精准地捕捉和满足员工对心理授权的需求，成为提升组织创新能力和绩效的重要策略之一。

员工在感知到较高程度的心理授权时，往往会因为被委以更多的工作职权和其他授权措施而投入更多的努力。这种现象表明，心理授权感知的水平是预测员工工作创造力的一个有效指标。当员工意识到管理层对授权的重视，他们便感受到了组织的支持和认可，许多限制性因素和障碍因而得以消除。这不仅为员工提供了强大的激励，也鼓舞了他们开展创造性工作的勇气和决心。

具备心理授权感知的员工会感觉自己的工作对组织具有重要价值，并且相信自己拥有完成任务的能力和信心。这种自信来源于组织所赋予的权力，员工不仅能自主调配所需资源，还可以自行规划工作进度和方法。在遇到挑战时，他们还能够获得上级和同事的支援，从而更专注于寻求创新和有效的解决方案。这样的工作环境允许员工突破传统工作模式的束缚，获得组织层面的心理支持，同时在组织提供的资源支持下进行创新，展现出更高的工作创造力。

Avolio 等人在2004年的研究中指出，[①] 感知到被授权的员工更加自信，能以更具意义的方式影响他们的工作和组织，认为自己对组织具有重要性和影响力。工作中的自主性进一步激励员工主动改进工作方法，为组织发展做出有益贡献。此外，自我效能感的提升也使员工对自己的能力充满信心，不必担心未来可能遇到的挑战，敢于尝试新的方法来完成任务。

总之，员工在感知到心理授权之后，将更自觉地利用自己的主观能动性，释放创造力。这种从内而外的驱动力不仅促进了员工个人的成长和发展，也

---

① ZHU W, MAY D R, AVOLIO B J. The Impact of Ethical Leadership Behavior on Employee Outcomes: The Roles of Psychological Empowerment and Authenticity [J]. Journal of Leadership and Organizational Studies, 2004, 11（1）: 16–26.

为组织带来了创新和活力，成为推动组织目标实现的关键力量。

心理授权感知在组织行为研究中占据了枢纽地位，它强调了员工如何通过感知到的授权而变得更加投入和具有创造性。这种心理状态的形成不仅源自管理者的授权行为本身，而且深受组织文化和工作环境的影响。在这一过程中，员工感知到的自主性、能力感和归属感成为推动其积极行为的关键因素。

一是自主性的重要性。自主性在心理授权感知中占据核心地位。它不仅意味着员工在日常工作中拥有选择和决策的自由，更代表了一种对个人职业发展和工作方式有控制感的心理状态。自主性的提升能够激励员工跳出常规思维框架，勇于尝试新方法和策略，这对于激发创新思维和提高工作效率至关重要。

二是能力感与创新行为。能力感或胜任感的满足是员工展现创造性行为的另一个关键因素。员工在感知到自己能够胜任工作，并对工作结果产生显著影响时，会更有动力去探索和创新。组织可以通过设定具有挑战性的目标、提供反馈和认可等方式，帮助员工建立和增强这种能力感，从而激发他们的内在动机和创造力。

三是归属感与团队合作。归属感关乎员工对于团队和组织的情感连接。在一个充满支持和相互尊重的工作环境中，员工更容易感受到归属感，这种感觉能够促进知识分享、增强团队合作精神，并激发个人为了实现共同目标而付出额外努力的愿望。组织应致力于营造这样一个环境，通过加强沟通、提升团队凝聚力以及公平公正地处理团队中的事务来实现。

四是组织文化与环境的作用。在心理授权感知的背景下，组织文化和工作环境发挥着至关重要的作用。一个鼓励创新、重视员工发展并提供必要资源和支持的组织文化能够显著增强员工的心理授权感知。管理者应该致力于构建这样的文化氛围，通过示范和强化正面行为，营造一个既有挑战性又有支持性的工作环境。

综合而言，心理授权感知对于提升员工的积极性和创造性表现具有深远的影响。通过满足员工的自主性、能力感和归属感需求，组织不仅能够激发员工的内在动机，还能够提升其对工作的热情和创新能力。在这一过程中，组织文化和工作环境的作用不容忽视，它们为员工的心理授权提供了土壤，从而促进了组织整体的发展和创新。因此，管理者和组织领导者应深入理解心理授权感知的重要性，采取有效策略满足员工的基本心理需求，进而推动组织朝着更加积极和创造性的方向发展。

基于以上分析，本研究提出以下假设：

H1：员工心理授权感知对个人工作创造力有显著的正相关影响。

第二节　员工心理授权感知与员工知识共享的关系

心理授权感知，作为一种与工作环境紧密相关的认知特征，涵盖了自我效能感、工作意义、工作影响及工作自主性四个核心维度。这些维度深受社会认知理论的影响，特别是自我效能感，被认为对个体在任务执行和投入努力方面起着关键的促进作用。具有强烈自我效能感的个体，往往对任务拥有更高的整体信心，愿意投入更多精力，并且能够更加有效地融入团队，采取积极主动的态度获取知识。这种自信还使他们坚信自己的知识共享对组织有着积极的贡献，从而更加倾向于分享知识。

自我效能感在促进知识共享行为中的作用，不仅体现在知识的获取上，还体现在知识的贡献上。它从根本上分析了自我效能感对知识共享意义的重要性。而工作影响、工作意义及工作自主性这三个维度，则更多地关联于员工对自身工作价值和影响力的认识。在需求层次理论中，这些需求被视为基于自我实现的高阶需求。只有当员工意识到自己的工作有价值、有影响力时，他们才会更自主地投入，从而激发知识共享的意愿和行为，促进群体内的良性互动与合作。

这种认识不仅基于对组织利益的认同，而且也涉及获得同事的尊重、钦佩和感激等情感反馈，这些正面的社会反馈被视为工作意义和价值的具体体现。此外，认可和工作自主对个体产生内在激励，使得拥有高度心理授权感知的员工更加认识到自己的工作价值和目标，从而激发他们为职业发展付出更多努力。这种努力不仅包括自主学习，还包括积极寻求知识以提升个人素质。

Bass 和 Avolio 在 2000 年的研究中指出，心理授权感知的提升，能够促进员工进行自我反思，对新知识和新观点的探索与研发。[①] 这一发现进一步强化了心理授权感知在推动员工自主性、创新性行为方面的关键作用，说明了通过提升员工的心理授权感知，可以有效促进其创造力和知识共享行为，为组织创新和知识管理实践提供了有力的支撑。

在探讨影响员工知识共享行为的诸多因素中，员工的认知动机起着决定性作用。这种动机影响着员工信息加工的深度，并协助他们进行全面、系统的评估，最终做出合理的决策。特别是当员工的动机根植于对自主性和胜任感的基本心理需求时，他们更可能重视并享受知识共享带来的乐趣，这种乐趣进而激发了员工自发且主动的知识共享意愿和行为。

因此，本书提出，员工在心理感知激发的动机驱动下，将基于个人的兴趣和关注积极参与知识共享。这种动机不仅增强了员工分享知识的信心，而且还促进了他们的参与意愿。这种积极的态度使员工更加乐意将自己的知识、经验和技巧分享给同事，从而不仅丰富了个人的知识库和技能储备，也为整个组织的知识管理和创新能力的提升做出了贡献。

这一观点强调了在促进知识共享行为方面，满足员工内在心理需求的重要性。通过构建一个支持性的工作环境，其中员工的自主性和胜任感得到充分的尊重和激励，组织可以有效地激发员工的内在动机，促进知识共享行为的自然发生。这种环境不仅有利于员工个人的成长和发展，而且有助于构建一个知识共享、创新驱动的文化氛围，最终实现组织的战略目标和持续发展。

---

① BASS B M, AVOLIO B J.MLQ: Multifactor Leadership Questionnaire [M]. Redwood City: Mind Garden, 2000.

探究员工认知动机在知识共享中的作用，我们可以发现，认知动机不仅是推动员工行为的内在力量，它还是连接员工个人价值观与组织目标之间的桥梁。员工的认知动机来源于其对工作自主性、胜任感的需求以及对社会互动和归属的渴望。当这些基本心理需求得到满足时，员工不仅会体验到知识共享的内在价值，还会因为认同组织的愿景和目标而更加积极地参与其中。

一是认知动机与知识共享的乐趣。知识共享的过程中，员工的认知动机激发了其对探索新知识、新技能的兴趣和乐趣。这种乐趣不仅来源于知识共享带来的成就感和满足感，也来源于与同事间建立的深层次联系和互动。这样的互动不仅促进了知识的流动，也加深了员工之间的信任和理解，进一步增强了团队的凝聚力和创新能力。

二是认知动机与知识共享的信心。认知动机的另一个关键作用在于，它赋予员工分享知识的信心。当员工感受到他们的贡献被组织和同事认可时，这种认可反过来增强了他们的自我效能感和胜任感。这种信心鼓励员工不仅分享已有的知识，也敢于提出创新想法和解决方案，即使这些想法可能面临挑战和风险。

三是认知动机与知识共享的自主性。自主性是认知动机的核心，它使员工感到自己在知识共享过程中有控制感和选择权。员工在享有一定程度的自主性时，更有可能根据个人兴趣和专业技能选择分享哪些知识，如何分享，以及与谁分享。这种自主性不仅提升了知识共享的效率和有效性，也增强了员工对工作的投入和热情。

综上所述，员工的认知动机在知识共享过程中发挥着至关重要的作用。通过满足员工的心理需求，激发其内在动机，组织可以有效促进知识共享，构建一个充满活力和创新的工作环境。这要求组织领导者深入理解认知动机与知识共享之间的关系，采取相应策略，如提供支持性的工作环境、认可和奖励知识共享行为、培养开放和协作的团队文化等，以促进员工的积极参与和持续贡献，进而推动组织的知识增长和创新发展。

基于以上分析，本研究提出以下假设：

H2：员工心理授权感知对员工知识共享有显著的正相关影响。

第三节 员工知识共享与员工工作创造力的关系

Amabile 在 1988 年的研究中强调了员工所拥有的知识作为创造力发展的关键源泉，指出工作相关知识与技能在创造性思维过程中扮演着至关重要的角色。[①]继之，Vincent 在 2002 年的研究进一步揭示了专业知识共享对于激发员工创造力的积极影响，强调了组织内部对专业知识探索的重要性。同样，Ancona 和 Caldwell 在 1992 年的研究中发现，与外界进行知识共享同样能够促进员工创造力的提升。这一系列研究表明，员工通过在组织内外进行知识共享，获取更多的知识、经验和技巧，从而为创造力的发展提供了丰富的土壤。

创造力的定义是提出新颖想法的能力，或者能够以新的视角审视和解决问题的能力，是组织创新的基石。在知识共享的环境中，员工间的互动讨论成为激发新想法、新创意的重要途径，促进了创造力的进一步开发。员工通过相互间的知识共享不仅能提升个人工作效率，还能在组织内部和外部的互动中搜集并扩展自己所需的知识，将这些知识内化为个人的智慧财富，迸发出创新的火花。

因此，通过深入分析可以明显看出，无论是在组织内部平台进行知识共享，还是从组织外部获取知识，都会对员工的知识储备和工作技能产生显著影响。员工能够从多个渠道搜集对自己发展至关重要的知识，进而丰富个人的知识库，将新知识转化为创新思维的源泉，从而促进个人和组织创造力的发展。这一过程不仅要求个人员工积极参与知识共享，更需要组织创造一个支持知识共享、鼓励创新思维的文化氛围，通过这样的互动与合作，最终实现组织的持续成长和创新。

---

① AMABILE T M. A Model of Creativity and Innovation in Organizations [J]. Research in Organizational Behaviour, 1988, 10（1）: 154.

在1993年，Woodman引入的创造力交互理论阐明了知识对创造力发展的重要性，[①] 提出知识水平直接影响员工创造力的高低。紧随其后，Sternberg和Lubart于1999年进一步强调了创造力对知识的需求，明确知识是创造过程不可或缺的组成部分，这一观点得到了Darroch（2002）和Nonaka（1995）的进一步证实。Wang在2010年指出，创造力本质上是一种知识创造的过程。Shalini和Suzanne在同年提出员工间的知识共享显著促进了个人创造力的提升。

创造力的核心在于员工所拥有的知识、技能，以及在价值创造过程中累积的经验。因此，知识共享被视为创造力发展的宝贵输入。然而，只有当员工愿意分享他们的知识时，组织才能有效管理这一输入，并通过持续的知识共享行为提升组织内部的核心竞争力——创造力水平。创造力的发展依赖于知识和信息的支持，这些输入被认为是极其宝贵的。

林子芬与孙锐在2013年的研究中发现，知识共享对创新行为的激发具有显著的正向效应。[②] 个体可以通过与他人的交流沟通，共享所掌握的知识，从而促进个体创新行为的产生。曹勇与向阳在2014年指出，知识共享为个体提供了接触多样化知识和信息的机会，进一步提升了个人的创新性。[③]

知识共享的过程不仅增加了知识的存量，还促进了知识的系统化和社会化过程，并催生了新知识。这一过程最终增强了个体的创新能力并激发了创新行为。Hu等人在2009年的研究中指出，知识在个体间的流动是创造力产生的关键。不同团队成员通过想法和观点的相互碰撞，可以扩展彼此的知识和技能视野，从而对个体创造力产生积极影响。

综合上述，理论阐述和实证研究，我们可以得出结论：知识共享的程度越高，个体成员间的交流、互动和反馈就越充分，信息和知识、经验和技能

① WOODMAN R W, SCHOENFELDT L F. The role of Individual Differences in Creativity [J]. Journal of Creative Behavior, 1993, 27（3）.

② 林子芬，孙锐.内部社会资本对员工创新行为的影响研究：基于知识共享的中介作用分析 [J]. 华东经济管理，2013，27（12）：55-28.

③ 曹勇，向阳.企业知识治理、知识共享与员工创新行为：社会资本的中介作用与吸收能力的调节效应 [J]. 科学学研究，2014，32（1）：92-102.

在团队成员间的传播就越广泛，从而能够迅速且显著地增强个人的创造能力。这一发现为组织提供了在知识管理和创新策略上的重要指导，强调了构建开放的知识共享文化对促进创新和提升组织竞争力的核心作用。

深入探究知识共享对于激发员工创造力的作用，我们得到了一个更加全面和细致的理解。知识共享不仅是一个信息交流的过程，还是一种能够显著影响组织创新能力和核心竞争力的战略行为。通过各种研究和理论的整合，我们发现知识共享在创造力培养过程中扮演着多重角色。

一是知识共享与创造力的相互促进机制。知识共享作为一种双向互动的过程，不仅使得知识在个体之间得以流动和扩散，还促进了知识的迭代和更新。员工在知识共享中不仅能获取新知识，还能在交流过程中通过批判性思考对已有知识进行重新评估和整合，从而催生新的观点和创意。这一过程显著增强了员工解决问题的能力和创新思维，为创造力的产生提供了肥沃的土壤。

二是知识共享的激励作用。知识共享的环境能够显著提升员工的内在激励。当员工感受到他们的贡献被认可和价值被发现时，他们的自我效能感和满足感得到提升，从而激发了继续分享知识和创新的动力。此外，在知识共享过程中，社会支持和正面反馈进一步增强了员工的参与度和创新意愿。

三是知识共享与团队协作。知识共享促进了团队内部的紧密协作和信任建立，这对于创造性团队的形成至关重要。团队成员通过知识共享，能够相互补充技能和知识，促进有不同背景和专长的员工进行跨界合作。这种跨界合作不仅扩展了团队的知识边界，还为解决复杂问题和挑战提供了更多可能性，从而促进了团队和组织层面的创造力发展。

四是知识共享与组织文化。知识共享的成功实践需要组织文化的支持。一个开放的、支持创新的组织文化能够鼓励员工毫无保留地分享知识，同时，这样的文化还能降低知识共享的心理障碍，如恐惧和不确定性，从而为知识共享和创造力的培养创造了有利环境。

综上所述，知识共享对于创造力的培养和提升起着至关重要的作用。通过促进知识的流动和更新、提升员工的内在激励、增强团队协作以及培育支持创新的组织文化，知识共享成为了组织创新能力提升的关键驱动力。因此，组织应当重视知识共享的策略和实践，通过建立和维护开放、协作的知识共享平台，激励员工积极参与，从而促进组织和个人的持续成长和创新发展。

基于以上分析，本研究提出以下假设：

H3：员工知识共享对员工工作创造力有显著的正相关影响。

第四节　员工知识共享在员工心理授权感知与个人工作创造力之间的中介作用

情绪理论阐述了个体在体验到心理授权感知之后，会引发内在的驱动力，并伴随积极的情绪体验。Silvia（2008）的研究表明，这种积极情绪能够拓宽个体的认知视野和注意力范围，使其能够吸纳更多元的思想，同时鼓励认知的灵活性，帮助个体识别不同想法之间的联系与模式，从而促进创造力的提升。[①]Amabile 和 Barsade（2005）进一步指出，这种认知的扩展和灵活性是创造力提升的关键。

自我决定理论揭示了当个体的内在驱动力水平较高时，他们的好奇心和学习兴趣将被显著增强，这不仅提高了他们的认知灵活性，还使得个体更加愿意接受挑战和面对复杂问题。Gagne 和 Deci 强调，这种内在的好奇心和学习兴趣促使个体探索解决问题的新思路和策略，为创新提供了动力。[②]

情绪理论和自我决定理论共同强调，内在驱动力通过促进个体的持久性而激发创造力。在面对复杂工作任务时，单凭个体已有的知识和技能往往难以完成创造性工作，这时员工间的知识共享变得尤为关键。通过积极的知识共享，员工能够更有效地利用组织内的知识资源，接触和利用更广泛的知识

---

① SILVIA P J. Exploring the Psychology of Interest [M]. New York：Oxford University Press，2008.

② GAGNE M，DECI E L. Self-Determination Theory and Work Motivation [J]. Journal of Organizational Behavior，2005，26（4）：331-362.

进行创新活动。

自我决定理论和动机性信息加工理论将创造者视为信息处理者，认为其信息处理过程受到心理授权感知的影响。为了满足自主决定和胜任感的需求，员工会对自己感兴趣的事物投入更多的关注，并享受知识共享的过程，从而主动产生知识共享的意愿。这一过程不仅激发了员工创新的思维，还增加了对工作困难的信心，促进了异质信息和知识的获取。

综上所述，心理授权感知在促进员工创造力的过程中起着关键作用。通过提升员工的认知灵活性、增加知识共享的愿望，以及促进知识、信息、技术等资源的有效利用，心理授权感知不仅为员工提供了更多的知识创新机会，还增强了团队间的互动和反馈，进而提高了解决方案的可行性和实用性，最终促进了创造性成果的产生。因此，组织应该注重营造一个支持心理授权的工作环境，激发员工的内在动机，促进知识共享与创新，以提高组织的整体创造力和竞争力。

综合上述分析，我们可以得出，具有高度心理授权感知的个体，在追求自我挑战和实现个人价值的过程中，会更倾向于参与知识共享。这不仅因为他们愿意享受知识共享的过程，也因为知识共享有助于激发新颖且实用的想法，从而有效提升工作创造力。因此，本书强调了知识共享在心理授权感知与工作创造力关系中的中介角色。员工的心理授权感知通过激励知识共享行为，不仅传递了其对创造力的正面影响，还弥补了个体感知对工作创造力直接影响的不足。知识共享作为连接个体内在动机与创造性成果的重要桥梁，展现了其在促进实用性和可行性方面的关键作用，为提升个人及组织创造力提供了有效途径。

在深入探讨心理授权感知对员工创造力影响的过程中，我们可以从多个层面理解其深远的影响。心理授权感知不仅是一个触发点，还是一个多维的动力系统，它通过影响员工的情绪状态、认知过程和行为模式，共同作用于创造力的提升。

一是情绪状态的积极转变。心理授权感知能够引发员工的积极情绪体验，这种体验不仅增强了员工的幸福感和满足感，还能够显著提升其工作热情。

正面的情绪状态能够激发员工的热忱和动力，使其在面对工作挑战时更加自信和乐观。此外，积极情绪还能够促进个体之间的良好互动，为知识共享和创意碰撞创造了良好的社会环境。

二是认知过程的深度变化。心理授权感知增强了员工的认知灵活性和开放性，使得员工在面对问题和任务时能够采用更加广阔和创新的视角进行思考。这种变化不仅体现在对现有知识的重新评估和整合上，更重要的是促进了新知识的探索和生成。员工在被授权的环境中，更愿意承担风险，挑战未知，这种探索性的行为是创造新知识和新想法的关键。

三是行为模式的自主选择。心理授权感知使得员工在工作中拥有了更多的自主权和选择权。这种自主性不仅仅体现在工作方法和进程的自我决定上，更体现在对工作目标和价值的主动追求上。员工在自主性和支持性的工作环境中，更倾向于进行自我驱动的学习和创新尝试，从而在实践中不断提升自己的知识水平和技能，进一步推动创造力的发展。

四是知识共享与创新行为的促进。心理授权感知的提升，直接增强了员工之间的知识共享意愿，从而加快了知识的流动和更新速度。员工在共享和协作的过程中，不仅能够相互学习和补充，还能够通过不同观点和想法的碰撞激发新的创意。这种基于集体智慧的创新过程，不仅提升了个人的创造能力，也增强了团队和组织的创新潜力。

综上所述，心理授权感知通过积极影响员工的情绪、认知和行为，促进了知识共享和创新行为，从而在个人、团队和组织层面上促进了创造力的提升。为了充分发挥心理授权感知的积极作用，组织应该致力于构建一个支持性和开放性的文化氛围，提供充足的资源和机会，鼓励员工进行自主探索和创新实践，从而形成一个持续创新和自我超越的良性循环。

基于以上分析，本研究提出以下假设：

H4：员工知识共享在员工心理授权感知与个人工作创造力之间起到显著的中介作用。

第五节 工作压力的调节作用

对于企业员工来说，工作创造力的激发不仅受到个人心理感知和外部资源可获得性的影响，还深受企业内部环境——尤其是完成任务时所处环境的影响。工作中的挑战性与阻碍性压力通过认知和情绪两个维度，对员工完成工作的动力产生影响。挑战性工作压力，被视为潜在带来收益的工作要求，既可能消耗资源，同时也能激励和促进员工向前。面对此类压力，员工往往采用问题导向的思维模式，寻求解决方案。相对而言，阻碍性工作压力指的是那些难以克服或解决带来收益甚微的工作要求。在遭遇这种类型的压力时，员工倾向于采取情绪化的应对策略。

挑战性工作压力下，由于对未来可能的收益（如绩效提升和个人成长）的期望，员工被赋予了满足这种工作需求的动力。这时，他们倾向于采用问题导向的应对策略，通过学习等手段促进工作目标的实现和个人发展。知识共享作为获取环境资源的一种有效手段，在这种情境下更容易被员工所接纳。

面对高挑战性工作压力时，员工需要在有限的时间内完成众多任务，此时仅凭借个人现有资源难以胜任，员工因此会有目的地寻求那些能帮助完成任务的差异化认知资源。因此，在高挑战性工作压力的环境下，员工对环境信息（知识共享）的搜集和利用变得更为高效。

与挑战性压力不同，阻碍性工作压力往往妨碍员工的个人发展，使员工采取的行动难以有效克服这些障碍。在面对阻碍性工作压力时，员工更倾向于从情绪层面进行应对，而不是采用认知层面的策略，这导致员工获取信息的动机降低，对工作的态度也缺乏足够的积极性，进而影响到员工的工作创造力。

综上所述，企业内部环境及其所带来的工作压力类型，通过影响员工的心理感知和行为，对工作创造力产生深远影响。在挑战性压力下，员工的认知资源利用效率和知识共享动机得到提升，有利于创造力的发展；而阻碍性压力则可能导致员工情绪化应对，减少知识共享行为，进而影响创造力的表现。这些发现为组织提供了如何通过调节工作压力和鼓励知识共享来促进员工创造力的有价值的见解。

一、挑战性压力的调节作用

在社会认知理论的框架下，挑战性工作压力被理解为一种员工在评估压力事件时，根据自身能力和资源进行适当应对的情境。这种类型的工作压力通常被个体视为无威胁或威胁较小，他们相信自己通过努力可以克服这些压力，并认为克服这些挑战将带来潜在的收益。因此，这种对未来利益的认知和信念会增强个体采取积极行动的动机。

面对挑战性工作压力时，个体通常会展现出以问题为导向的应对行为，比如积极地探索解决方案、主动地思考和解决问题等。特别是当员工认为自己具备克服挑战的能力时，他们会体验到一种高水平的自我效能感。这种自我效能感进一步激发了员工的探索欲望和深入挖掘问题的动力，激活了员工的创造性思维和想法，从而促进了创造力的增长，正如Anderson等人在2004年的研究所指出的一样。

处于挑战性工作压力之下的个体更容易集中注意力，将自己的主要精力和资源投入解决问题上。他们主动地学习和思考以克服所面临的挑战，而这种学习和思考过程正是创造性思维发展的根本基础。通过这种方式，挑战性工作压力不仅没有抑制员工的潜能，反而成为推动员工创造力提升的催化剂。

综上所述，挑战性工作压力在社会认知理论的视角下，展现了其对员工创造力激发的积极影响。通过激发员工的自我效能感，促进问题导向的应对策略，以及增加员工的专注度和主动学习，挑战性工作压力成为推动员工创新和创造性思维的重要力量。这一发现为管理实践提供了宝贵的洞察，即通过适度的挑战性压力，可以有效地激发员工的创造潜力，促进组织的创新发展。

挑战性工作压力在促进员工创造性和提升工作绩效方面的效应，可以从以下心理和行为机制来进一步阐述。

一是自我效能感的提升。自我效能感是指个体对自己完成特定任务的能力的信心。在社会认知理论中，自我效能感是动机和行为的关键决定因素。当员工面对挑战性工作压力时，如果他们认为自己具备克服这些挑战的能力，这种信念会激发他们去积极寻找解决问题的方法。这种自信不仅推动他们克服当前的难题，还可能激励他们在未来的任务中采取更加主动和创新的行动。

二是问题导向的应对策略。挑战性压力倾向于促使个体采取问题导向的应对方式，这包括积极分析问题、寻找信息和可能的解决方案。这种策略与消极的情绪导向应对或回避行为相比，更能有效地解决问题并促进个人技能和知识的增长。这不仅有助于解决当前的问题，也为个体未来遇到类似问题提供了更好的准备。

三是创新行为的激发。面对挑战性压力，员工往往需要思考新的解决办法，这促使他们离开舒适区，尝试新的方法或创新技术。这种需求驱动的创新是推动组织持续进步的关键。通过挑战性任务，员工的创造性思维和探索行为得到增强，这直接影响了新产品、服务或流程的开发。

四是专注力的增强。当工作具有挑战性且符合员工的技能水平时，他们往往能体验到"心流"状态，即完全沉浸于一项活动中的感觉。"心流"不仅增加了工作的乐趣，还提高了工作效率和质量。此外，对成功的正面期待可以增加个体面对困难时的持久性和抗压能力，他们更愿意投入时间和精力去达成目标。

五是组织文化的积极影响。当组织文化支持挑战性工作和风险尝试时，员工更可能感到被鼓励去尝试新事物而不必担心失败的后果。这样的环境可以大大促进员工的自主性和创新，因为他们知道即使失败也会得到支持。

管理者可以通过理解这些机制，更有针对性地设计工作环境和任务，以激发员工的潜能和创造力。例如，通过提供适时的反馈、确保资源的可用性以及创建一个支持创新和允许失败的文化氛围，我们可以最大化地发挥挑战性工作压力的积极影响。

二、阻碍性压力的调节作用

在社会认知理论的视角下，面对阻碍性工作压力时，个体会在评价阶段进行自我审视，考虑自己是否有能力应对这些压力并选择合适的应对策略。通常，在遭遇阻碍性工作压力的情境中，个体倾向于采取以情绪为导向的消极应对方式，例如逃避或退缩。具体来说，当个体面临这类压力时，他们往往将有限的资源用于缓解压力造成的负面影响，以减少能量和精力的损耗。因此，员工可能会选择逃避工作任务，减少对任务的深入思考，或者仅仅依赖于习惯性的思维和行为模式来完成工作，这种消极的应对行为最终会导致个体的创造力降低。

此外，个体对阻碍性工作压力的威胁性评价还可能触发员工的自我保护机制，促使他们采取退缩的策略以逃避威胁或减轻伤害。2020年有学者研究指出，这种工作上的退缩行为意味着员工会降低对工作任务的投入程度，如投入的精力和资源等，进而也就减少了创造性思维的发挥。

总而言之，阻碍性工作压力通过促使个体采取消极的情绪导向应对策略，不仅降低了员工面对工作挑战的积极性，还限制了创造性思维的产生。这种压力的负面影响提示组织和管理者需要通过建立支持性的工作环境和提供适当的资源支持，帮助员工更好地管理和应对工作中的挑战与障碍，以激发其潜在的创造力，促进个人和组织的共同成长与发展。

深入探讨阻碍性工作压力对员工创造力的影响，我们发现这种压力形式通过激发个体的消极应对行为，进一步影响了员工的创造性表现。在社会认知理论的背景下，阻碍性压力被个体感知为超出自身应对能力的负担，这种感知不仅触发了情绪导向的应对策略，如逃避和退缩，还可能引发一系列对个体创造力产生负面影响的连锁反应。

一是消极情绪与认知闭塞。阻碍性工作压力所诱发的消极情绪，如焦虑、挫败感或沮丧，可能会导致个体认知功能的暂时性下降。这种情绪状态不仅减少了个体对新信息的接受度，也降低了他们探索未知和接受新想法的意愿。消极情绪还可能引起认知闭塞，使得员工在面对问题时更倾向于依赖习惯性思维，而不是寻求创新的解决方案。

二是自我保护与创新意愿的降低。面对阻碍性工作压力时，员工的自我保护机制可能被激活，以减轻感知到的威胁或伤害。这种自我保护倾向使得员工更可能回避风险和挑战，从而减少了他们尝试新方法和探索新思路的意愿。长期处于这种状态，员工的创新意愿和创造性行为将显著降低。

三是知识共享与合作机会的减少。阻碍性工作压力还可能导致员工在工作中减少与同事的互动和合作，从而限制了知识共享的可能性。知识共享和团队合作是激发新想法和创新解决方案的重要途径。缺乏这种交流和合作，不仅减少了员工接触和吸收新知识的机会，也减缓了创意思维的碰撞和融合过程。

四是实施策略建议。鉴于阻碍性工作压力对员工创造力产生的负面影响，组织和管理者应采取有效策略来减轻这种压力。首先，建立一个开放和支持性的工作环境，鼓励员工表达和分享自己的感受和担忧，可以帮助减轻个体的情绪负担。其次，提供足够的资源和支持，帮助员工提高面对挑战的能力，增强自我效能感。此外，通过组织培训和团队建设活动，促进员工之间的互信和合作，提高团队的凝聚力，从而增强团队的整体创造力。最后，管理者应当关注员工的个人成长和发展，提供定期的反馈和正面的激励，以激发员工的创新意愿和创造性行为。

通过这些策略的实施，组织可以有效地减轻阻碍性工作压力对员工创造力的负面影响，营造一个积极、健康和创新的工作环境。

基于以上分析，本研究提出以下假设：

H5a：挑战性工作压力正向调节员工心理授权感知与个人工作创造力的关系。

H5b：阻碍性工作压力负向调节员工心理授权感知与个人工作创造力的关系。

第六节　组织支持的调节作用

当艾森伯格在1986年首次引介组织支持概念时，他指出员工对组织支持的感知将对组织产生积极的效应。此后，广泛的学术研究不断探讨了组织支持感如何影响员工，并最终影响组织的发展。研究表明，当员工感受到组织的重视与关怀时，他们不仅增强了对常规工作的责任感，还提高了对组织的情感投入，并且即使在没有直接奖励的情况下，也可能自发展现出创新行为。

在1994年，Scott等人通过研究工作场所的创新路径模型，揭示了员工对创新与资源支持的心理感知如何作为领导—成员交换关系、工作群体与创新行为之间的中介变量。这些发现突出了员工对组织创新和资源支持的感知如何直接驱动其创新行为。① 随后，Amabile等人于1996年在评估工作环境对创造力影响的基础上，深入分析了领导支持的角色，指出作为创新工作环境的关键特征之一，领导支持——包括技术工具和社会情感支持——显著提升了员工的创意产出。②

2002年，Rhoades等人对组织支持理论文献进行综合回顾，确定了工作参与和表现是组织支持的关键结果变量。他们强调，组织支持能显著提升员工的工作兴趣和热情，进而优化工作表现。尽管多种变量可能影响员工的创新行为，但提供创意、技术及人际支持无疑是激发员工创造活动的关键动力。此外，顾远东和彭纪生（2010）以及田喜洲和谢晋宇（2010）的研究也证实了组织创新氛围对员工创新行为的积极影响。组织公民行为和角色内行为的改善是开展创新活动的重要基础。顾远东等（2014）进一步明确，组织支持

① SCOTT S G, BRUCE R A. Determinants of Innovative Behavior: A Path Model of Individual Innovation in the Workplace [J]. Academy of Management Journal, 1994, 37 (3): 580–607.

② AMABILE T M, CONTI R, COON H, et al. Assessing the Work Environment for Creativity [J]. Academy of Management Journal, 1996, 39 (5): 1154–1184.

感对研发人员的创新行为具有显著正向影响，特别是主管支持的作用尤为重要。蒋琬和林康康（2010）的研究基于社会交换理论，表明领导与成员的良好交换关系能够激发员工的内部动机，进而促进创新性。张旭等（2014）进一步揭示了组织支持如何满足员工的物质与情感需求，激发其情感责任感，以创新行为作为对组织的积极回馈。

为了深入探讨组织支持的调节作用，我们可以从心理授权感知的角度出发。员工在心理上感受到被授权时，通常会产生一种责任感，感到有义务回报组织。这种回报可以通过多种方式实现，例如，尽职尽责地完成分内工作、向组织展现忠诚和信任，或是积极地帮助组织实现其目标。

心理授权感知还能增强员工服务组织的意愿，并可能激发员工在工作中展现超出常规职责要求的行为。然而，超越工作要求的行为并不仅限于增强工作创造力，员工也可以通过减少负面行为来贡献其力量。这表明心理授权不仅影响员工的积极行为，也对其消极行为有所抑制。

在高水平的组织支持感的背景下，员工可能会感觉自己与组织构成了"命运共同体"。在这种认知下，他们更倾向于从组织的整体利益出发，考虑如何履行自身的职责。这种情境下，员工可能会认为通过积极帮助组织提升工作创造力，他们不仅能履行对组织的义务，同时也能促进个人和组织的共同发展。

因此，我们可以推断，组织的支持能显著强化心理授权感知与工作创造力之间的联系。具备高心理授权感知的员工，在感知到强烈的组织支持时，更有可能积极参与并推动创新行为，这种关系的强化对于促进组织的整体创新和发展至关重要。

在探讨心理授权感知对员工行为的影响时，重要的是认识到这种感知如何与组织支持互动，以及这种互动如何进一步促进工作场所的创造性和积极行为。心理授权感知与员工的自主性、能力感和影响力感相关，这些因素共同塑造了员工如何看待自己在组织中的角色和职责。

一是组织支持与心理授权的互动作用。具体内容有：（1）自主性的增强。当组织提供充分的支持时，比如灵活的工作安排、决策参与的机会以及对个人职业发展的投资，员工的自主感会增强。这种自主性不仅让员工感到自己的工作方式和环境可以自行调整，而且增强了他们对工作的控制感，从而激励他们发挥创造力并尝试新的解决方案。（2）能力感的提升。组织支持通过提供必要的培训和资源，可以增强员工的能力感。员工当感到自己被赋予了达成目标所需的资源和技能时，更有可能承担更高的责任并探索创新方法。他们也更倾向于相信自己能够有效地解决问题并对组织做出贡献。（3）影响力的确认。组织的认可和奖励机制可以增强员工的影响力。当员工的意见和努力被明确认可时，他们不仅会感到自己的工作有意义，而且也会觉得自己对组织有重要的影响。这种感觉可以驱动员工更积极地参与组织的创新和决策过程。

二是心理授权在工作场所的作用。具体包括有：（1）增强创造力和创新。高度的心理授权感知使员工更愿意尝试新方法并冒险实现创新。这不仅是因为他们感到有能力执行这些任务，而且他们相信自己的创新行为将被组织支持和奖励。（2）积极行为的促进作用。授权感高的员工更可能展现出超越职责的积极行为，如自愿加班、帮助同事或提升工作效率。这些行为对提高团队和组织效率至关重要。（3）减少负面行为。当员工感到被组织授权和支持时，他们的工作满意度和组织承诺通常较高，这会减少如工作倦怠、职场不当行为等负面行为的发生。

综上所述，组织支持通过强化员工的心理授权感知，不仅促进了工作场所的创造力和创新，还激发了员工超越常规职责的积极行为，同时减少了负面行为的发生。因此，组织应致力于构建一个支持性的工作环境，以充分利用心理授权感知对员工行为的正面影响。

基于以上分析，本研究提出以下假设：

H6：组织支持正向调节员工心理授权感知与个人工作创造力的关系。

第七节 假设汇总与理论模型构建

本研究从主效应、中介效应、调节效应三个角度来构建员工心理授权感知对个人工作创造力影响的关系理论框架，现将假设内容汇总（表5—1）和模型构建形成（图5.1）如下。

表5—1 研究假设汇总

序号	假设内容
H1	员工心理授权感知对个人工作创造力有显著的正相关影响
H2	员工心理授权感知对员工知识共享有显著的正相关影响
H3	员工知识共享对员工工作创造力有显著的正相关影响
H4	员工知识共享在员工心理授权感知与个人工作创造力之间起到显著的中介作用
H5a	挑战性工作压力正向调节员工心理授权感知与个人工作创造力的关系
H5b	阻碍性工作压力负向调节员工心理授权感知与个人工作创造力的关系
H6	组织支持正向调节员工心理授权感知与个人工作创造力的关系

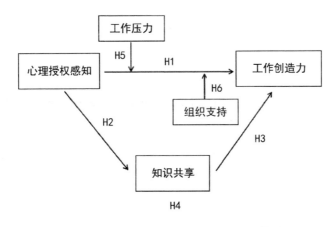

图5.1 心理授权与工作创造力关系理论模型

第六章

心理授权与工作创造力关系的研究设计

第一节　问卷设计与变量测量

一、心理授权量表

李超平、李晓轩、时勘和陈雪峰在国内修订了 Spreitzer 的心理授权量表（Psychological Empowerment Scale，PES）。[①] 整个量表包括四部分：工作意义、自我效能、自主性和工作影响力，每个部分3道题，整个问卷共12道题，采用李克特5分等级量表进行评价。先由4名专家独立将问卷翻译成中文，再通过讨论确定中文稿。然后，请10名来自不同企业、具有不同文化程度的员工实际填写问卷，在问卷填写完之后对他们进行访谈，并根据访谈结果对部分文字表述进行修改，形成了心理授权中文版初稿。之后，邀请两名精通英语的专家通过讨论将中文的问卷回译成英文，并根据回译的问卷对中文版初稿进行适当调整，确定了最后的中文问卷。由于授权量表是第一次在国内使用，因此先在家企业对授权量表进行了预试。发放问卷450份，回收408份，其中有效问卷395份，395份有效问卷的探索性因素分析结果表明，授权量表是一个四维的结构，累计方差解释率达到了73.78%，各个项目均载荷在相应的

---

① 李超平，李晓轩，时勘等. 授权的测量及其与员工工作态度的关系［J］. 心理学报，2006（1）：99–106.

因子上，且具有较大的载荷，表明授权量表在中国具有较好的构想效度。工作意义、自我效能、自主性和工作影响力四个维度的内部一致性系数分别为0.82、0.72、0.83、0.86。李超平、李晓轩、时勘和陈雪峰（2006）在正式调查时共调查了20家企业，发放问卷约1100份，实际回收987份。在所有问卷回收之后，他们进行了废卷的处理工作，通过剔除空白过多、反应倾向过于明显的问卷，最后得到有效问卷942份。为了验证问卷的构想效度，李超平等（2006）运用正式调查所获得的数据对心理授权问卷的因素结构进行了验证，并且比较了一因素模型，即所有项目测的是同一个维度；四因素模型则测的是工作意义、自我效能、自主性和工作影响力四个不同的维度。心理授权量表的四因素模型分析的结果是2/df=1.89（90.54/48），GFI=0.98，NFI=0.95，IF1=0.98，TLI=0.97，CFI=0.98，RMSEA=0.04。在正式调查中，工作意义、自我效能、自主性和工作影响力四个维度的内部一致性系数分别为0.76、0.71、0.76、0.74。其中，评价和判断的标准如下：1= 非常不同意，2= 不同意，3= 不好确定，4= 同意，5= 非常同意。

编号	题项内容	维度
XS1	我所做的工作对我来说非常有意义	工作意义
XS2	工作上所做的事对我个人来说非常有意义	
XS3	我的工作对我来说非常重要	
XS4	我自己可以决定如何着手来做我的工作	自主性
XS5	在如何完成工作上，我有很大的独立性和自主权	
XS6	在决定如何完成我的工作上，我有很大的自主权	
XS7	我掌握了完成工作所需要的各项技能	自我效能
XS8	我自信自己有做好工作上的各项事情的能力	
XS9	我对自己完成工作的能力非常有信心	
XS10	我对发生在本部门的事情的影响很大	工作影响力
XS11	我对发生在本部门的事情起着很大的控制作用	
XS12	我对发生在本部门的事情有重大的影响	

二、知识共享量表

田立法（2015）对员工知识共享的测量选用了 Collins 等（2006）开发的问卷，[①]他将该问卷翻译成中文，问卷包括知识共享意愿和行为两个维度，共7道题。田立法（2015）共调研了13家企业，发放调查问卷364份，回收356份，其中有效问卷291份，问卷有效率82%。知识共享意愿和行为的内部一致性系数分别为0.82和0.76。验证性因素分析表明，知识共享与其他变量具有良好的区分效度。其中，评价和判断的标准如下：1= 非常不同意，2= 不同意，3= 不好确定，4= 同意，5= 非常同意。

编号	题项内容	维度
ZG1	为了跟上企业新理念、新产品或服务的要求，我愿意与同事共享新想法和知识	知识共享意愿
ZG2	我愿意共享自己的专业知识，帮助企业将新项目或新想法予以有效实施	
ZG3	我愿意与同事共享知识	
ZG4	同事间共享知识有助于彼此知识水平的提升	知识共享行为
ZG5	通过与同事交流和共享知识比自己独立完成工作任务更迅速	
ZG6	对遇到的工作问题，我们能够熟练地通过交流和共享知识使问题得以解决	
ZG7	当工作任务完成时，我发觉通过共享知识能够从同事身上学到很多新知识	

三、工作创造力量表

邀请领导对员工的工作创造力进行评价，这是工作创造力研究中典型的做法。由于领导经常与下属接触，对他们比较了解，因此由他们来评价是相对客观而恰当的。潘静洲、娄雅婷和周文霞（2013）采用 Zhou & George（2001）

[①] 田立法. 高承诺工作系统驱动知识共享：信任关系的中介作用及性别的调节作用［J］. 管理评论，2015，27（6）：148–159.

所编制的创造力问卷，[①]将其翻译成中文，由领导对下属的创造力进行评价，问卷的内部一致性系数为0.95。共发放问卷120份，回收有效问卷96份，有效回收率为80%。其中，评价和判断的标准如下：1= 非常不同意，2= 不同意，3= 不确定，4= 同意，5= 非常同意。

编号	题项内容
GC1	提出新的方法来实现目标
GC2	提出新的且具有建设性的想法来提高绩效
GC3	寻找新技术、新流程、新工艺和产品理念
GC4	提出新的方法来提高质量
GC5	有很多创新性的想法
GC6	不惧怕冒险
GC7	向别人推销并且说服他人接受自己的想法
GC8	一有机会就会在工作中展示出创造力
GC9	制定合理的计划和日程安排来确保新想法的实现
GC10	经常会有新的、具有创新性的主意
GC11	提出有创造性的解决问题的方案
GC12	经常会找到解决问题的新途径
GC13	提出新的方法来完成工作任务

四、工作压力量表

本量表采用 Zhang 等（2014）开发的量表，[②]分为挑战性压力和阻碍性压力两个维度，具有良好效度。该量表采用6个指标反映员工的挑战性压力水平。其中，评价和判断的标准如下：1= 从不，2= 非常少，3= 偶尔，4= 经常，5= 很频繁。

---

① 潘静洲，娄雅婷，周文霞. 龙生龙，凤生凤? 领导创新性工作表现对下属创造力的影响［J］. 心理学报，2013，45（10）: 1147-1162.

② ZHANG Y W, LEPINE J A, BUCKMAN B, et al. It's Not Fair...or Is It ? The Role of Justice and Leadership in Explaining Work Stressor-Job Performance Relationships［J］. Academy of Management Journal, 2013, 57（3）: 675-697.

编号	题项内容	维度
GY1	我得完成很多工作	挑战性压力
GY2	我得非常努力地工作	
GY3	我在工作中能感到时间的压力	
GY4	我得执行复杂的任务	
GY5	我得同时进行多个指定项目	
GY6	我得承担重要职责	
GY7	我所在的单位有时会出现行政管理混乱的现象	阻碍性压力
GY8	单位内部的官僚体制限制我工作的完成	
GY9	来自上级（或领导）的指令和期望相互冲突	
GY10	我会面对不明确的工作任务	
GY11	有时上级的要求相互冲突	
GY12	我与同事在工作中有争端	
GY13	我们单位存在复杂的人际关系	

五、组织支持量表

组织支持是员工对于组织重视其贡献和关注其幸福感的全面看法。刘璞、井润田和刘煜（2008）对组织支持的测量采用艾森伯格等（1986）开发的问卷，[①]他们将该问卷翻译为中文，共有6道题。发放调查问卷4000份，实际回收问卷3192份，回收率为80%。分析结果表明，提取了一个因子，命名为"组织支持"，累计方差解释率达到69.3%，因子载荷都在0.6以上。其中，评价和判断的标准如下：1= 强烈反对，2= 比较反对，3= 不好确定，4= 比较赞同，5= 完全赞同。

---

① 刘璞，井润田，刘煜.基于组织支持的组织公平与组织承诺关系的实证研究［J］.管理评论，2008（11）：31-35，16，63-64.

编号	题项内容
ZZ1	企业很关心我的目标和价值
ZZ2	在我有困难时，企业会给予我帮助
ZZ3	企业很在意我的建议
ZZ4	企业很关心我的身体状况
ZZ5	如果我需要特别帮助的话，企业很乐意帮助我
ZZ6	如果有机会的话，企业会利用我

第二节 测试样本与特征分布

本研究对贵州省贵阳市高新技术区周边企业进行调研和数据采集，采用纸质问卷与电子问卷相结合的方式，并且在借助企业朋友和同学的帮助下，对问卷进行了发放。为保证样本选取的代表性及科学性，本研究采取简单随机取样的方法，问卷发放的对象是企业的一般员工和中层管理者，他们对企业领导授权行为的心理感知有着较深的了解，这也是提升调研数据质量的重要保证。测试研究共计发放问卷120份，回收问卷108份，其中有效问卷104份，有效回收率为86.67%。另外，无效问卷4份，主要包括填满率低于95%的问卷和无效信息的问卷。具体的有效样本特征分布如表6-1所示。

表6-1 测试样本基本统计情况

特征	类别	样本人数	百分比（%）
性别	男	78	75.0
	女	26	25.0

特征	类别	样本人数	百分比（%）
年龄	30岁以下	54	51.9
	30~39岁	39	37.5
	40~49岁	11	10.6
	50岁以上	0	0
婚姻状况	已婚	35	33.7
	未婚	69	66.3
	离婚	0	0
最高学历	本科以下	1	1.0
	大学本科	82	78.8
	硕士研究生	20	19.2
	博士研究生	1	1.0
工作年限	1年以内	34	32.7
	1~3年	60	57.7
	3~6年	5	4.8
	6年以上	5	4.8
工作能力	非常不好	0	0
	比较不好	7	6.7
	一般	38	36.5
	比较好	37	35.6
	非常好	22	21.2

　　由表6-1可知，对此次调查的104个样本进行梳理发现：性别上，男性占总样本的75%，女性占总样本的25%，男性比例显著大于女性；年龄上，调查对象一半多在30岁以下，该年龄段人群数占总样本的51.9%，说明调查对象都较为年轻；婚姻状况上，未婚人群占很大比重，占总样本的66.3%，说明

调查对象普遍年轻化，结婚也较晚，存有潜在的工作流动性因素；受教育程度上，大学本科占总样本的78.8%，硕士研究生占比19.2%，说明目前在高新企业的工作人员学历都较高；工作年限上，1~3年占总样本的57.7%为最高占比，3~6年和6年以上占比都为4.8，从工作年限分布上可以看出，调查对象工作年限绝大多数都在3年以下，合计占总数的90.4%，说明工作人员作为高新企业知识储备人才，在工作上有一定的流动性；另外工作能力上，由于工作年限会在一定程度上影响心理授权的感知程度，作为新人，工作态度普遍积极，服从工作成效好，领导对员工的工作能力认可度都较好，所以从"一般"到"非常好"共占总样本的93.3%。从调查样本的统计分析可看出，样本在统计的分布特征与调查地工作人员的特征较为符合，问卷质量有一定的保证。

第三节 量表的信度与效度检验

本研究所采用的都是国内外较为成熟的测量量表，在信度和效度方面都有一定的保证。但为了实证分析的严谨性和准确性，检验量表的稳定性和可靠性，将对心理授权量表、知识共享量表、工作创造力量表、工作压力量表、组织支持量表分别进行信度分析和效度分析。

一、信度分析

信度可以用来分析量表（问卷）测量误差的大小，并检验测量工具测验结果的一致性和稳定性。一般来说，对同一测量工具即便是对不同测试者进行多次测试，其结果都不应该具有较大的差异，否则该量表（问卷）被认为不具有可靠性。信度主要是通过 Cronbach's Alpha 系数指标来衡量，系数越大代表信度越高。当 Cronbach's Alpha 系数大于0.8，表明该量表信度非常好；当 Cronbach's Alpha 系数小于0.6，表明该量表需要进行修订。本研究在对各量表信度分析如表6-2所示，基本各变量的 Cronbach's Alpha 系数均大于0.8，其中一项接近0.8，说明本研究中所用的量表信度非常高，具有很好的可靠性。

表6-2　测试样本信度检验结果

变量	维度	题项	修正后的项与总计相关性	删除项后的克隆巴赫 α 值	α 值
心理授权	工作意义	XS1	0.737	0.670	0.814
		XS2	0.661	0.749	
		XS3	0.601	0.809	
	自主性	XS4	0.651	0.715	0.798
		XS5	0.665	0.701	
		XS6	0.611	0.757	
	自我效能	XS7	0.640	0.748	0.806
		XS8	0.704	0.680	
		XS9	0.623	0.766	
	工作影响力	XS10	0.670	0.794	0.834
		XS11	0.682	0.782	
		XS12	0.735	0.729	
知识共享	知识共享意愿	ZG1	0.696	0.777	0.837
		ZG2	0.715	0.759	
		ZG3	0.688	0.785	
	知识共享行为	ZG4	0.642	0.795	0.831
		ZG5	0.715	0.760	
		ZG6	0.660	0.786	
		ZG7	0.622	0.803	

续表

变量	维度	题项	修正后的项与总计相关性	删除项后的克隆巴赫 α 值	α 值
工作创造力		GC1	0.538	0.890	0.894
		GC2	0.528	0.889	
		GC3	0.670	0.882	
		GC4	0.630	0.885	
		GC5	0.539	0.889	
		GC6	0.651	0.884	
		GC7	0.543	0.889	
		GC8	0.673	0.883	
		GC9	0.660	0.883	
		GC10	0.480	0.891	
		GC11	0.565	0.888	
		GC12	0.685	0.882	
		GC13	0.530	0.889	
工作压力	挑战性压力	GY1	0.703	0.794	0.839
		GY2	0.668	0.802	
		GY3	0.757	0.783	
		GY4	0.348	0.855	
		GY5	0.603	0.815	
		GY6	0.606	0.814	
	阻碍性压力	GY7	0.910	0.832	0.881
		GY8	0.634	0.869	
		GY9	0.560	0.878	
		GY10	0.687	0.862	
		GY11	0.621	0.870	
		GY12	0.607	0.872	
		GY13	0.677	0.864	

续表

变量	维度	题项	修正后的项与总计相关性	删除项后的克隆巴赫 α 值	α 值
组织支持		ZZ1	0.612	0.791	0.824
		ZZ2	0.606	0.792	
		ZZ3	0.575	0.799	
		ZZ4	0.573	0.801	
		ZZ5	0.520	0.810	
		ZZ6	0.675	0.781	

从表6-2的验证结果可以看出，除自主性的 α 值在0.7至0.8之间，其余各量表的 α 值都在0.8以上，说明信度水平都非常高，具有非常好的内部一致性。因此，整个量表的所测结果是可信的。

二、效度分析

量表的效度指的是量表测量特定构念的准确性，即测量结果与所研究内容的吻合程度。本研究主要通过分析内容效度和结构效度来评估各量表的有效性。

内容效度关注量表是否覆盖了要测量的所有相关内容，它衡量的是测试指标所涉及内容的适用性及完整性。评估内容效度的方法主要包括专家判断法和统计分析法。专家判断法依赖于测试设计者及其他专家的主观判断，这是一种基于逻辑推理的方法。而统计分析法则通过如复本法、再测法及内容效度比等手段，提高评估的客观性和准确性。通常，如果量表能够充分并恰当地反映其意图测量的构念的关键特征，则可认为具有良好的内容效度。由于本研究所用的五个量表均由知名学者设计并经过多轮严格验证，它们的内容效度得到了充分保障。

结构效度则关注量表在测量所指概念方面的适当性，它用于检验实际测量结果与理论预期之间的一致性。这涉及问卷中观察变量是否能有效测量潜在变量的问题。通常，在检验结构效度时，研究者需要先基于某一理论构建框架，然后进行测量和分析，以确认结果是否与理论结构相符。结构效度的常用分析方法包括探索性因子分析和验证性因子分析。探索性因子分析旨在识别量表包含的因子数量及各因子所包括的条目，以揭示测量工具内在的结构；验证性因子分析则着重于评估已假定理论模型的拟合度，即特定因子与其相应测度项之间的关系是否符合理论预设。

通过精确的内容效度和结构效度评估，我们能够确保量表在理论研究和实际应用中的有效性和可靠性，从而为后续研究提供坚实的测量工具。本研究主要以探索性因子分析方法进行验证。

本研究运用 SPSS 数据统计方法，对心理授权量表的12个题项进行 KMO 检验和 Bartlett 球度检验，具体数据结果如表6-3所示。

表6-3　心理授权量表的 KMO 值和 Bartlett 检验

KMO 值		0.913
Bartlett 球度检验	近似卡方	722.485
	自由度	66
	显著性	0.000

从表6-3中可以看出，心理授权量表 KMO 值为0.913，Bartlett 球度检验的近似卡方值为722.485，显著水平小于0.05，表明量表适合进行探索性因子分析。

首先对数据进行标准化处理，然后进行因子分析，具体结果如表6-4所示。12个测量条目经探索性因子分析提取2个公因子，因子载荷均在0-6以上，因子载荷水平理想，但验证结果没有证明四个维度的结论，其中，自我效能和工作影响力因子载荷均大于0.7，正式样本实证研究中提取该两个维度的题项进行验证，成分1因子的累计贡献率达到40.582%，成分2因子的累计贡献率达到64.700%。

表6-4　心理授权量表旋转后的成分因子分析

变量	维度	题项	因子载荷	
			成分1	成分2
心理授权	工作意义	XS1	0.879	
		XS2	0.670	
		XS3	0.695	
	自主性	XS4	0.632	
		XS5	0.660	
		XS6	0.711	
	自我效能	XS7	0.715	
		XS8	0.739	
		XS9	0.725	
	工作影响力	XS10		0.838
		XS11		0.780
		XS12		0.825
解释方差累计百分比			40.582%	64.700%

本研究运用 SPSS 数据统计方法，对知识共享量表的7个题项进行 KMO 检验和 Bartlett 球度检验，具体数据结果如表6-5所示。

表6-5　知识共享量表的 KMO 值和 Bartlett 检验

KMO 值		0.893
Bartlett 球度检验	近似卡方	398.932
	自由度	21
	显著性	0.000

从表6-5中可以看出，知识共享量表KMO值为0.893，Bartlett球度检验的近似卡方值为398.932，显著水平小于0.05，表明量表适合进行探索性因子分析。

首先对数据进行标准化处理，然后进行因子分析，具体结果如表6-6所示。7个测量条目经探索性因子分析提取1个因子，因子载荷均在0.7以上，因子载荷水平非常理想，并且因子的累计贡献率达到63.249%，但验证结果没有证明两个维度的结论，其中，知识共享意愿在信度和效度上都高于知识共享行为，正式样本实证研究中提取知识共享意愿维度的题项进行验证。

表6-6 知识共享量表因子分析

变量	维度	题项	因子载荷
知识共享	知识共享意愿	ZG1	0.769
		ZG2	0.849
		ZG3	0.826
	知识共享行为	ZG4	0.817
		ZG5	0.798
		ZG6	0.744
		ZG7	0.759
解释方差累计百分比			63.249%

本研究运用SPSS数据统计方法，对工作创造力量表的13个题项进行KMO检验和Bartlett球度检验，具体数据结果如表6-7所示。

表6-7 工作创造力量表的KMO值和Bartlett检验

KMO值		0.907
Bartlett球度检验	近似卡方	507.405
	自由度	78
	显著性	0.000

从表6-7中可以看出，工作创造力量表 KMO值为0.907，Bartlett 球度检验的近似卡方值为507.405，显著水平小于0.05，表明量表适合进行探索性因子分析。

首先对数据进行标准化处理，然后进行因子分析，具体结果如表6-8所示。13个测量条目经探索性因子分析提取1个因子，除题项 GC10，去除该题项，因子载荷均在0.6以上，因子载荷水平理想，并且因子的累计贡献率达到44.440%。

表6-8 工作创造力量表因子分析

变量	维度	题项	因子载荷
工作创造力		GC1	0.611
		GC2	0.601
		GC3	0.737
		GC4	0.706
		GC5	0.617
		GC6	0.722
		GC7	0.615
		GC8	0.742
		GC9	0.728
		GC10	0.549
		GC11	0.638
		GC12	0.752
		GC13	0.605
解释方差累计百分比			44.440%

本研究运用 SPSS 数据统计方法，对工作压力量表的13个题项进行 KMO 检验和 Bartlett 球度检验，具体数据结果如表6-9所示。

表6-9 工作压力量表的 KMO 值和 Bartlett 检验

KMO 值		0.843
Bartlett 球度检验	近似卡方	649.367
	自由度	78
	显著性	0.000

从表6-9中可以看出，工作压力量表 KMO 值为0.843，Bartlett 球度检验的近似卡方值为649.367，显著水平小于0.05，表明量表适合进行探索性因子分析。

首先对数据进行标准化处理，然后进行因子分析，具体结果如表6-10所示。13个测量条目经探索性因子分析提取2个公因子，唯有题项 GY4 因子载荷小于0.5为空缺，删除该题项，其余因子载荷均在0.6以上，因子载荷水平理想，成分1因子的累计贡献率达到58.110%，成分2因子的累计贡献率达到31.962%。

表6-10 工作压力量表旋转后的成分因子分析

变量	维度	题项	因子载荷	
			成分1	成分2
工作压力	挑战性压力	GY1	0.829	
		GY2	0.778	
		GY3	0.848	
		GY4		
		GY5	0.746	
		GY6	0.700	

续表

变量	维度	题项	因子载荷	
			成分1	成分2
工作压力	阻碍性压力	GY7		0.922
		GY8		0.696
		GY9		0.652
		GY10		0.774
		GY11		0.722
		GY12		0.705
		GY13		0.776
解释方差累计百分比			58.110%	31.962%

本研究运用 SPSS 数据统计方法，对组织支持量表的6个题项进行 KMO 检验和 Bartlett 球度检验，具体数据结果如表6-11所示。

表6-11　组织支持量表的 KMO 值和 Bartlett 检验

KMO 值		0.866
Bartlett 球度检验	近似卡方	184.777
	自由度	15
	显著性	0.000

从表6-11中可以看出，组织支持量表 KMO 值为0.866，Bartlett 球度检验的近似卡方值为184.777，显著水平小于0.05，表明量表适合进行探索性因子分析。

首先对数据进行标准化处理，然后进行因子分析，具体结果如表6-12所示。6个测量条目经探索性因子分析提取1个因子，因子载荷均在0.6以上，因子载荷水平理想，并且因子的累计贡献率达到53.654%。

表6-12　组织支持量表因子分析

变量	维度	题项	因子载荷
组织支持		ZZ1	0.752
		ZZ2	0.747
		ZZ3	0.713
		ZZ4	0.713
		ZZ5	0.664
		ZZ6	0.800
解释方差累计百分比			53.654%

第七章

心理授权与工作创造力关系的实证分析

第一节 样本的描述性统计分析

正式样本测试研究共计发放问卷400份，回收问卷385份，其中有效问卷364份，有效回收率为91%。另外，还有无效问卷21份，包括填满率低于95%的问卷和无效信息的问卷。具体的有效样本特征分布如表7-1所示。

表7-1 正式样本基本统计情况

特征	类别	样本人数	百分比（%）
性别	男	280	76.9
	女	84	23.1
年龄	30岁以下	182	50.0
	30~39岁	151	41.5
	40~49岁	31	8.5
	50岁以上	0	0
婚姻状况	已婚	124	34.1
	未婚	238	65.4
	离婚	2	0.5

续表

特征	类别	样本人数	百分比（%）
最高学历	本科以下	7	1.9
	大学本科	289	79.4
	硕士研究生	63	17.3
	博士研究生	5	1.4
工作年限	1年以内	110	30.2
	1~3年	222	61.0
	3~6年	19	5.2
	6年以上	13	3.6
工作能力	非常不好	0	0
	比较不好	23	6.3
	一般	146	40.1
	比较好	117	32.1
	非常好	78	21.4

为验证心理授权、知识共享、工作创造力、工作压力、组织支持5个变量之间的关系，按照先前小样本测试的结果，心理授权选取自我效能和工作影响2个维度题项调研测试，知识共享选取知识共享意愿1个维度题项调研测试，通过描述性统计分析5个变量的总体情况，以各变量的最小值、最大值、平均数、标准差来说明各变量的分布情况，如表7-2。

表7-2 各变量描述性统计分析结果

变量	维度	最小值	最大值	均值	标准差
心理授权	自我效能	1.000	5.000	3.511	0.795
	工作影响	1.000	5.000	3.253	0.808
知识共享	知识共享意愿	1.000	5.000	3.820	0.740

续表

变量	维度	最小值	最大值	均值	标准差
工作创造力	工作创造力	2.077	4.308	3.666	0.490
工作压力	工作压力（挑战性）	1.167	4.500	3.223	0.703
	工作压力（阻碍性）	1.000	4.857	1.704	0.435
组织支持	组织支持	1.667	4.833	3.469	0.678

第二节　相关性检验

相关性分析是指两个或多个变量间是否具有相关关系以及相关程度。本文采用 SPSS 26 对自我效能、工作影响、知识共享意愿、工作创造力、工作压力（挑战性）、工作压力（阻碍性）和组织支持之间的关系进行验证，得出相关关系的密切程度和显著水平。在统计学中，一般采用相关系数 r 来表示两个变量之间的相关程度，其取值范围为 –1 到 1 之间。当 =–1 时，表示变量间完全负向相关；当 –1<r<0 时，表示变量间负向相关；当 r=0 时，表示变量间没有任何关系：当 0<r<1 时，表示变量间正向相关；当 r=1 时，表示变量间完全正向相关。具体相关关系如下表7–3所示。

表7–3　变量相关性分析

	自我效能	工作影响	知识共享意愿	工作创造力	工作压力（挑战性）	工作压力（阻碍性）	组织支持
自我效能	1						
工作影响	.597**	1					

	自我效能	工作影响	知识共享意愿	工作创造力	工作压力（挑战性）	工作压力（阻碍性）	组织支持
知识共享意愿	.444**	.334**	1				
工作创造力	.610**	.545**	.466**	1			
工作压力（挑战性）	.744**	.556**	.515**	.536**	1		
工作压力（阻碍性）	−.351**	−.241**	−.367**	−.393**	−.474**	1	
组织支持	.741**	.542**	.509**	.536**	.863**	−.452**	1
** 在 0.01 级别（双尾），相关性显著							

从表7-3中可以看出，自我效能、工作影响、知识共享意愿、工作创造力、工作压力（挑战性）和组织支持之间存在显著的正相关性，并且在$p<0.01$的水平上显著；而工作压力（阻碍性）与其他各变量之间在$p<0.01$的水平上显著负相关。

第三节　信度检验

本研究在成熟量表的基础上，通过小样本的信效度检验后，正式样本采用自我效能、工作影响、知识共享意愿、工作创造力、工作压力（挑战性）、工作压力（阻碍性）、组织支持等7个变量进行验证。正式样本信度检验结果如表7-4所示。

表7-4　信度检验结果

变量	维度	题项	修正后的项与总计相关性	删除项后的克隆巴赫 α 值	α 值
心理授权	自我效能	XS7	.563	.655	.739
		XS8	.563	.656	
		XS9	.568	.651	
	工作影响	XS10	.633	.747	.802
		XS11	.643	.735	
		XS12	.671	.705	
知识共享	知识共享意愿	ZG1	.596	.692	.767
		ZG2	.636	.645	
		ZG3	.571	.719	
工作创造力		GC1	.568	.872	.881
		GC2	.538	.874	
		GC3	.554	.873	
		GC4	.556	.873	
		GC5	.512	.875	
		GC6	.578	.872	
		GC7	.553	.873	
		GC8	.583	.871	
		GC9	.638	.868	
		GC10	.570	.872	
		GC11	.544	.873	
		GC12	.590	.871	
		GC13	.540	.874	
工作压力	挑战性压力	GY1	.709	.823	.860
		GY2	.696	.826	
		GY3	.718	.821	
		GY5	.649	.838	
		GY6	.621	.847	

变量	维度	题项	修正后的项与总计相关性	删除项后的克隆巴赫 α 值	α 值
工作压力	阻碍性压力	GY7	.881	.840	.883
		GY8	.660	.868	
		GY9	.597	.875	
		GY10	.634	.871	
		GY11	.645	.870	
		GY12	.619	.873	
		GY13	.676	.866	
组织支持		ZZ1	.628	.817	.844
		ZZ2	.624	.818	
		ZZ3	.635	.816	
		ZZ4	.610	.821	
		ZZ5	.582	.826	
		ZZ6	.663	.811	

从表7-4的检验结果看出，各量表的 α 值均在0.7以上，说明信度水平非常好，具有非常好的内部一致性。因此，整个量表的所测结果可信。

第四节 效度检验

同理，通过小样本的 KMO 值和成分分析后，正式样本采用自我效能、工作影响、知识共享意愿、工作创造力、工作压力（挑战性）、工作压力（阻碍性）、组织支持等7个变量进行验证。正式样本效度检验结果如表7-5所示。

表7-5 效度检验结果

变量	维度	题项	因子载荷	KMO值	P
心理授权	自我效能	XS7	.810	.689	.000
		XS8	.810		
		XS9	.813		
	工作影响	XS10	.837	.710	.000
		XS11	.843		
		XS12	.860		
知识共享	知识共享意愿	ZG1	.823	.692	.000
		ZG2	.850		
		ZG3	.806		
工作创造力		GC1	.648	.945	.000
		GC2	.620		
		GC3	.633		
		GC4	.636		
		GC5	.594		
		GC6	.657		
		GC7	.631		
		GC8	.661		
		GC9	.713		
		GC10	.648		
		GC11	.624		
		GC12	.668		
		GC13	.619		

变量	维度	题项	因子载荷	KMO 值	P
工作压力	挑战性压力	GY1	.826	.871	.000
		GY2	.815		
		GY3	.832		
		GY5	.780		
		GY6	.754		
	阻碍性压力	GY7	.926	.889	.000
		GY8	.759		
		GY9	.704		
		GY10	.738		
		GY11	.749		
		GY12	.722		
		GY13	.774		
组织支持		ZZ1	.755	.883	.000
		ZZ2	.751		
		ZZ3	.759		
		ZZ4	.739		
		ZZ5	.714		
		ZZ6	.782		

从表7-5的检验结果看出，各量表的 KMO 值均在0.6以上且 P<0.05，具有显著性，适合进行探索性因子分析，因子载荷均在0.6以上，说明效度水平非常好，能够真实的反映事物特质的程度高。

第五节　差异分析

为更加严谨地将存在显著差异的控制变量纳入回归模型中，现进行差异分析，先探究不同性别在因变量、中介变量、调节变量上是否存在差异，性别共分为两组，使用独立样本 T 检验进行分析，如下表7-6所示。

表7-6　不同性别在各变量（维度）的独立样本 T 检验

F		莱文方差等同性检验		平均值等同性 t 检验		
		显著性	t	自由度	Sig.（双尾）	
自我效能	假定等方差	2.625	0.106	−0.637	362	0.524
	不假定等方差			−0.59	122.896	0.556
工作影响	假定等方差	4.579	0.033	0.445	362	0.656
	不假定等方差			0.403	119.377	0.688
知识共享意愿	假定等方差	0.01	0.92	−0.25	362	0.803
	不假定等方差			−0.246	133.801	0.806
工作创造力	假定等方差	2.422	0.12	1.116	362	0.265
	不假定等方差			1.025	121.489	0.307
工作压力（挑战性）	假定等方差	1.702	0.193	−0.585	362	0.559
	不假定等方差			−0.56	128.394	0.576
工作压力（阻碍性）	假定等方差	0.53	0.467	2.376	362	0.018
	不假定等方差			2.64	163.652	0.009
组织支持	假定等方差	0.017	0.895	−0.479	362	0.632
	不假定等方差			−0.476	135.09	0.635

经独立样本 T 检验发现，工作影响的莱文方差显著性小于0.05，其采用不假定等方差的 T 检验结果，整理后如下表7-7所示。

表7-7 不同性别在各变量（维度）的差异分析结果

	男	女	T	P
自我效能	3.496+0.768	3.560+0.884	−0.637	.524
工作影响	3.263+0.770	3.218+0.928	0.403	.688
知识共享意愿	3.814+0.737	3.837+0.756	−0.250	.803
工作创造力	3.682+0.470	3.614+0.551	1.116	.265
工作压力（挑战性）	3.211+0.690	3.262+0.747	−0.585	.559
工作压力（阻碍性）	1.733+0.449	1.605+0.369	2.376	.018
组织支持	3.460+0.677	3.500+0.686	−0.479	.632

不考虑自变量，由于工作压力（阻碍性）作为调节变量，P<0.05，有显著影响，因此在假设检验的回归模型中将性别作为控制变量进行分析。

同理，为探究不同年龄在因变量、中介变量、调节变量上是否存在差异，将不同年龄共分为四组，使用单因素方差分析进行研究，经整理如下表7-8所示。

表7-8 不同年龄在各变量（维度）的差异分析结果

	30岁以下	30-39岁	40-49岁	50岁以上	F	P
自我效能	3.408+0.825	3.581+0.767	3.774+0.663	0	3.848	.022
工作影响	3.192+0.854	3.318+0.784	3.290+0.619	0	1.033	.357
知识共享意愿	3.778+0.798	3.848+0.694	3.925+0.601	0	0.702	.496
工作创造力	3.613+0.540	3.713+0.442	3.744+0.369	0	2.163	.116
工作压力（挑战性）	3.179+0.721	3.241+0.696	3.392+0.612	0	1.314	.270
工作压力（阻碍性）	1.712+0.454	1.692+0.435	1.714+0.311	0	0.100	.905
组织支持	3.409+0.697	3.507+0.671	3.634+0.568	0	1.868	.156

只有自变量在自我效能上，P<0.05，有显著影响，差异分析不用考虑自变量，因此在假设检验的回归模型中不用将年龄作为控制变量进行分析。

同理，为探究不同婚姻状况在因变量、中介变量、调节变量上是否存在差异，婚姻状况共分为三组，使用单因素方差分析进行研究，经整理如下表7-9所示。

表7-9　不同婚姻状况在各变量（维度）的差异分析结果

	已婚	未婚	离婚	F	P
自我效能	3.492+0.880	3.518+0.751	3.833+0.707	0.209	.812
工作影响	3.175+0.877	3.291+0.769	3.500+1.179	0.942	.391
知识共享意愿	3.790+0.760	3.829+0.732	4.500+0.236	0.961	.383
工作创造力	3.614+0.546	3.692+0.459	3.769+0.218	1.098	.335
工作压力（挑战性）	3.196+0.725	3.230+0.693	3.917+0.118	1.077	.342
工作压力（阻碍性）	1.752+0.434	1.681+0.434	1.429+0.606	1.513	.222
组织支持	3.445+0.669	3.478+0.685	3.917+0.354	0.532	.588

在各变量（维度）上，P均大于0.05，不存在显著影响，因此在假设检验的回归模型中婚姻状况不作为控制变量进行分析。

同理，为探究不同工作年限在因变量、中介变量、调节变量上是否存在差异，将工作年限共分为四组，使用单因素方差分析进行研究，经整理如下表7-10所示。

表7-10 不同工作年限在各变量（维度）的差异分析结果

	1年以内	1-3年	3-6年	6年以上	F	P
自我效能	3.461+0.834	3.489+0.773	3.930+0.504	3.692+1.040	2.205	.087
工作影响	3.239+0.819	3.251+0.824	3.351+0.698	3.256+0.655	0.103	.958
知识共享意愿	3.773+0.725	3.820+0.765	3.965+0.429	4.000+0.816	0.646	.586
工作创造力	3.603+0.484	3.675+0.504	3.960+0.206	3.615+0.474	2.984	.031
工作压力（挑战性）	3.195+0.703	3.194+0.702	3.649+0.535	3.321+0.804	2.631	.050
工作压力（阻碍性）	1.665+0.456	1.723+0.434	1.639+0.324	1.791+0.407	0.755	.520
组织支持	3.497+0.685	3.426+0.682	3.746+0.531	3.551+0.695	1.478	.220

不考虑自变量，工作创造力作为因变量，$P<0.05$，有显著影响，因此在假设检验的回归模型中将工作年限作为控制变量进行分析。

同理，为探究不同学历在因变量、中介变量、调节变量上是否存在差异，最高学历共分为四组，使用单因素方差分析进行研究，经整埋如下表7-11所示。

表7-11 不同学历在各变量（维度）的差异分析结果

	本科以下	大学本科	硕士研究生	博士研究生	F	P
自我效能	2.571+0.535	3.480+0.819	3.751+0.616	3.600+0.494	5.543	.001
工作影响	1.857+0.836	3.225+0.820	3.503+0.555	3.667+0.667	10.24	.000
知识共享意愿	3.476+1.034	3.814+0.774	3.884+0.549	3.800+0.298	0.663	.575
工作创造力	3.011+0.543	3.643+0.513	3.823+0.267	3.938+0.274	7.424	.000
工作压力（挑战性）	2.262+0.331	3.231+0.723	3.280+0.557	3.333+0.755	4.696	.003

	本科以下	大学本科	硕士研究生	博士研究生	F	P
工作压力（阻碍性）	1.898+0.384	1.720+0.454	1.612+0.344	1.629+0.260	1.591	.191
组织支持	2.810+0.279	3.457+0.695	3.590+0.607	3.533+0.361	2.967	.032

不考虑自变量，由于在工作创造力、工作压力（挑战性）、组织支持上，$P<0.05$，均有显著影响，因此在假设检验的回归模型中将最高学历作为控制变量进行分析。

同理，为探究不同工作能力在因变量、中介变量、调节变量上是否存在差异，工作能力共分为五组，使用单因素方差分析进行研究，经整理如下表7-12所示。

表7-12 不同工作能力在各变量（维度）的差异分析结果

	非常不好	比较不好	一般	比较好	非常好	F	P
自我效能	0	3.029+0.858	3.338+0.808	3.561+0.704	3.902+0.715	12.665	.000
工作影响	0	2.797+1.109	3.180+0.816	3.285+0.781	3.474+0.659	5.002	.002
知识共享意愿	0	3.580+0.970	3.749+0.779	3.843+0.732	3.987+0.557	2.658	.048
工作创造力	0	3.395+0.578	3.568+0.577	3.742+0.406	3.816+0.300	8.092	.000
工作压力（挑战性）	0	2.884+0.803	3.078+0.720	3.293+0.640	3.487+0.633	8.414	.000
工作压力（阻碍性）	0	1.832+0.590	1.801+0.482	1.662+0.334	1.546+0.367	7.276	.000
组织支持	0	3.304+0.712	3.344+0.700	3.507+0.652	3.694+0.605	5.296	.001

不考虑自变量，其余各变量上，P<0.05，均有显著影响，因此在假设检验的回归模型中将工作能力作为控制变量进行分析。

差异分析结果表明，最终只需将性别、工作年限、最高学历、工作能力作为控制变量引入回归模型中分析。

第六节　回归分析

现将运用统计分析软件 SPSS 26进行线性回归模型分析，进一步对各变量之间的相关关系进行研究，从而对研究假设进行检验。

一、心理授权对工作创造力的回归分析

为了探讨心理授权对工作创造力的作用，现将经过因子分析降维后的自我效能和工作影响分别作为自变量，工作创造力作为因变量，进行线性回归分析，从而验证心理授权对工作创造力的影响是否显著。具体分析结果经整理如表7-13所示。

模型1将性别、工作年限、最高学历、工作能力作为控制变量放入了回归方程，表示各控制变量与工作创造力的回归，VIF 值均小于5，说明各变量间不存在多重共线性。

模型2在模型1的基础上，独立加入自我效能和工作影响这两个自变量。VIF 值均小于5，说明各变量间不存在多重共线性，具有统计学意义。从分析结果来看，自我效能调整后的 R^2=0.382，工作影响调整后的 R^2=0.316，说明自变量自我效能和工作影响各自解释了因变量工作创造力38.2% 和31.6%的变化，F 值均在 P<0.001 水平上显著。并且自我效能的标准化回归系数 β =0.584，工作影响的标准化回归系数 β =0.508，均在 P<0.001 水平上显著。说明心理授权对工作创造力有显著的正相关影响，假设 H1 得到验证。

表7-13　心理授权对工作创造力的回归分析

变量	工作创造力		
控制变量	模型1	模型2	
		自我效能	工作影响
性别	−.048	−.069	−.042
工作年限	.043	.033	.050
最高学历	.147**	.097*	.060
工作能力	.188**	.027	.117*
自变量			
自我效能		.584***	
工作影响			.508***
R^2	.084	.390	.325
Adjusted R^2	.073	.382	.316
F	8.183***	45.785***	34.475***

二、心理授权对知识共享的回归分析

为了探讨心理授权对知识共享的作用，现将经过因子分析降维后的自我效能和工作影响分别作为自变量，知识共享意愿作为因变量，进行线性回归分析，从而验证心理授权对知识共享的影响是否显著。具体分析结果经整理如表7-14所示。

模型1将性别、工作年限、最高学历、工作能力作为控制变量放入了回归方程，表示各控制变量与知识共享意愿的回归，VIF值均小于5，说明各变量间不存在多重共线性。

模型2在模型1的基础上，独立加入自我效能和工作影响这两个自变量。VIF值均小于5，说明各变量间不存在多重共线性，具有统计学意义。从分析结果来看，自我效能调整后的 $R^2=0.187$，工作影响调整后的 $R^2=0.110$，说明自变量自我效能和工作影响各自解释了因变量知识共享意愿18.7%和11%的变化，F值均在 $P<0.001$ 水平上显著。并且自我效能的标准化回归系数

β=0.443，工作影响的标准化回归系数 β=0.327，均在 P<0.001 水平上显著。说明心理授权对知识共享有显著的正相关影响，假设 H2 得到验证。

表7-14　心理授权对知识共享的回归分析

变量	知识共享意愿		
控制变量	模型1	模型2	
		自我效能	工作影响
性别	.013	-.004	.016
工作年限	.030	.023	.035
最高学历	.011	-.028	-.045
工作能力	.133*	.012	.088
自变量			
自我效能		.443***	
工作影响			.327***
R^2	.022	.199	.122
Adjusted R^2	.011	.187	.110
F	2.038	17.737***	9.965***

三、知识共享对工作创造力的回归分析

为了探讨知识共享对工作创造力的作用，现将经过因子分析降维后的知识共享意愿作为自变量，工作创造力作为因变量，进行线性回归分析，从而验证知识共享对工作创造力的影响是否显著。具体分析结果经整理如表7-15所示。

模型1将性别、工作年限、最高学历、工作能力作为控制变量放入了回归方程，表示各控制变量与工作创造力的回归，VIF 值均小于5，说明各变量间不存在多重共线性。

模型2在模型1的基础上，加入知识共享意愿自变量。VIF 值均小于5，说明各变量间不存在多重共线性，具有统计学意义。从分析结果来看，知识

共享意愿调整后的 $R^2=0.261$，说明自变量知识共享意愿解释了因变量工作创造力26.1%的变化，F值在P<0.001水平上显著。并且知识共享意愿的标准化回归系数 $\beta=0.439$，在P<0.001水平上显著。说明知识共享对工作创造力有显著的正相关影响，假设H3得到验证。

表7-15 知识共享对工作创造力的回归分析

变量	工作创造力	
控制变量	模型1	模型2
性别	-.048	-.053
工作年限	.043	.029
最高学历	.147**	.143**
工作能力	.188**	.129*
自变量		
知识共享意愿		.439***
R^2	.084	.272
Adjusted R^2	.073	.261
F	8.183***	26.701***

四、知识共享的中介效应检验

为了探讨知识共享在心理授权与工作创造力之间的中介作用，现将经过因子分析降维后的自我效能和工作影响分别作为自变量，知识共享意愿作为中介变量，工作创造力作为因变量，第一步，前面已验证自变量的变化显著解释因变量的变化，则得出自变量与因变量的关系函数：$Y=\beta_1 X+\alpha_1$；第二步，检验自变量与中介变量之间的关系，得出自变量与中介变量的关系函数：$M=\beta_2 X+\alpha_2$；第三步，将自变量和中介变量同时代入回归方程中，得出自变量到中介变量与因变量的关系函数：$Y=\beta_3 X+\beta_4 M+\alpha_3$。此时 $\beta_3<\beta_1$，且 β_4 必须显著。如果 β_3 不显著，则表明存在完全中介作用；如果 β_3 显著且

$\beta_3 < \beta_1$，则表明存在部分中介作用。据此，我们对知识共享在心理授权对工作创造力的中介效应分别进行检验，从而验证知识共享在心理授权与工作创造力之间的中介作用是否显著。具体分析结果经整理如表7-16所示。

模型1 将性别、工作年限、最高学历、工作能力、自我效能作为自变量放入回归模型中，在心理授权对工作创造力的回归分析中已检验。

模型2 将性别、工作年限、最高学历、工作能力、知识共享意愿作为自变量放入回归模型中，在知识共享对工作创造力的回归分析中已检验。

模型3 知识共享意愿与自我效能同时进入回归模型分析，共同解释工作创造力的变化，知识共享意愿的标准化回归系数 $\beta = 0.245$，在 $P < 0.001$ 的水平上是显著的；自我效能的标准化回归系数 $\beta = 0.476$，小于0.584，在 $P < 0.001$ 水平上显著，证明知识共享意愿在自我效能与工作创造力之间存在部分中介作用。

表7-16（1） 知识共享的中介效应检验

变量	工作创造力		
控制变量	模型1	模型2	模型3
性别	−.069	−.053	−.068
工作年限	.033	.029	.027
最高学历	.097*	.143**	.104*
工作能力	.027	.129*	.024
自变量			
自我效能	.584***		.476***
中介变量			
知识共享意愿		.439***	.245***
R^2	.390	.272	.438
Adjusted R^2	.382	.261	.429
F	45.785***	26.701***	46.399***

模型4将性别、工作年限、最高学历、工作能力、工作影响作为自变量放入回归模型中，在心理授权对工作创造力的回归分析中已检验。

模型5知识共享意愿与工作影响同时进入回归模型分析，共同解释工作创造力的变化，知识共享意愿的标准化回归系数 $\beta=0.312$，在 $P<0.001$ 的水平上是显著的；工作影响的标准化回归系数 $\beta=0.406$，小于 0.508，在 $P<0.001$ 水平上显著，证明知识共享意愿在工作影响与工作创造力之间存在部分中介作用。

表7-16（2） 知识共享的中介效应检验

变量	工作创造力	
控制变量	模型4	模型5
性别	−.042	−.047
工作年限	.050	.039
最高学历	.060	.074
工作能力	.117*	.089
自变量		
工作影响	.508***	.406***
中介变量		
知识共享意愿		.312***
R^2	.325	.410
Adjusted R^2	.316	.400
F	34.475***	41.381***

结合模型1至模型5的中介效应检验结果，知识共享意愿在自我效能和工作影响与工作创造力之间都分别存在部分中介作用，假设H4得到验证。

五、工作压力的调节效应检验

为了验证工作压力的调节作用，从研究理论中可知，工作压力从程度上分为高度的工作压力和低度的工作压力；从维度上又分为挑战性工作压力和阻碍性工作压力。现在我们采用 SPSS 26 统计软件对数据进行回归分析，来检验工作压力在心理授权与工作创造力之间关系的调节效应。

首先将自变量自我效能和调节变量工作压力（挑战性）进行数据中心化处理求得交互项，以性别、工作年限、最高学历、工作能力作为控制变量。具体回归分析结果如表7-17所示。

表7-17 工作压力（挑战性）对自我效能与工作创造力关系的调节效应检验

变量	工作创造力	
控制变量	模型1	模型2
性别	−.069	−.024
工作年限	.033	.034
最高学历	.097*	.051
工作能力	.027	.067
自变量		
自我效能	.584***	.310***
调节变量		
工作压力（挑战性）		.058
交互项		
自我效能 × 工作压力（挑战性）		.048***
R^2	.390	.572
Adjusted R^2	.382	.564
F	45.785***	68.042***

模型 1 将控制变量和自变量自我效能加入模型，自我效能的标准化回归系数 β=0.584，在 P<0.001的水平上显著，并解释了工作创造力变化的38.2%，说明自我效能对员工工作创造力有显著的正向作用。

模型 2 加入挑战性工作压力这一调节变量，即将自我效能与挑战性工作压力进行中心化处理后的乘积项加入模型，主效应依然显著，β=0.310，在 P<0.001的水平上显著，交互项的标准化回归系数 β=0.048，并且在 P<0.001的水平上显著，解释了因变量工作创造力变化的56.4%。由此可以看出，挑战性工作压力对自我效能与员工工作创造力之间关系起到了显著的正向调节作用。即工作压力（挑战性）会增强自我效能与员工工作创造力之间的正相关关系。

为了更进一步直观地分析挑战性工作压力对自我效能与工作创造力之间关系的调节作用机制，绘制了调节作用图，如图7.1所示。从交互作用图我们可以直观地看到，在不同程度的挑战性工作压力水平下，自我效能对员工工作创造力的作用程度是不同的。具体表现为，员工感知到的挑战性工作压力较大时，自我效能与员工工作创造力之间的相关性较强；当员工感知到的挑战性工作压力较小时，自我效能与员工工作创造力之间的相关性较弱。即员工感知到的挑战性工作压力越大，自我效能越容易引起员工的工作创造力；员工感知到的挑战性工作压力越小，自我效能引起员工的工作创造力效应也越小。

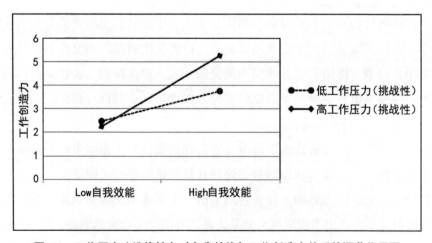

图7.1 工作压力（挑战性）对自我效能与工作创造力关系的调节作用图

同样，将自变量工作影响和调节变量工作压力（挑战性）进行数据中心化处理求得交互项，以性别、工作年限、最高学历、工作能力作为控制变量。具体回归分析结果如表7-18所示。

表7-18 工作压力（挑战性）对工作影响与工作创造力关系的调节效应检验

变量	工作创造力	
控制变量	模型1	模型2
性别	-.042	-.018
工作年限	.050	.019
最高学历	.060	.037
工作能力	.117*	.031
自变量		
工作影响	.508***	.372***
调节变量		
工作压力（挑战性）		.087
交互项		
工作影响 × 工作压力（挑战性）		.061***
R^2	.325	.589
Adjusted R^2	.316	.581
F	34.475***	72.813***

模型1将控制变量和自变量工作影响加入模型，工作影响的标准化回归系数 β=0.508，在P<0.001的水平上显著，并解释了工作创造力变化的31.6%，说明工作影响对员工工作创造力有显著的正向作用。

模型2加入挑战性工作压力这一调节变量，即将工作影响与挑战性工作压力进行中心化处理后的乘积项加入模型，主效应依然显著，β=0.372，在P<0.001的水平上显著，交互项的标准化回归系数 β=0.061，并且在 P<0.001

的水平上显著，解释了因变量工作创造力变化的58.1%。由此可以看出，挑战性工作压力对工作影响与员工工作创造力之间关系起到了显著的正向调节作用。即工作压力（挑战性）会增强工作影响与员工工作创造力之间的正相关关系。

为了更进一步直观地分析挑战性工作压力对工作影响与工作创造力之间关系的调节作用机制，绘制了调节作用图，如图7.2所示。从交互作用图我们可以直观地看到，在不同程度的挑战性工作压力水平下，工作影响对员工工作创造力的作用程度是不同的。具体表现为，员工感知到的挑战性工作压力较大时，工作影响与员工工作创造力之间的相关性较强；当员工感知到的挑战性工作压力较小时，工作影响与员工工作创造力之间的相关性较弱。即员工感知到的挑战性工作压力越大，工作影响越容易引起员工的工作创造力；员工感知到的挑战性工作压力越小，工作影响引起员工的工作创造力效应也越小。

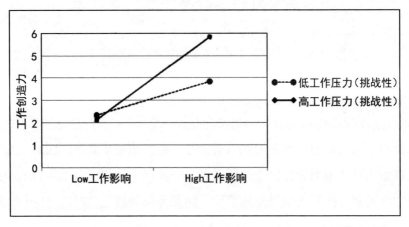

图7.2　工作压力（挑战性）对工作影响与工作创造力关系的调节作用图

结合心理授权的两个维度自我效能、工作影响的检验结论，说明挑战性工作压力正向调节心理授权与工作创造力的关系，假设 H5a 得到验证。

同理，对于阻碍性工作压力，我们将自变量自我效能和调节变量工作压力（阻碍性）进行数据中心化处理求得交互项，以性别、工作年限、最高学历、工作能力作为控制变量。具体回归分析结果如表7–19所示。

表7–19 工作压力（阻碍性）对自我效能与工作创造力关系的调节效应检验

变量	工作创造力	
控制变量	模型1	模型2
性别	–.069	–.082
工作年限	.033	.044
最高学历	.097*	.089
工作能力	.027	.001
自变量		
自我效能	.584***	.496***
调节变量		
工作压力（阻碍性）		–.140**
交互项		
自我效能 × 工作压力（阻碍性）		–.022***
R^2	.390	.472
Adjusted R^2	.382	.461
F	45.785***	45.404***

模型1将控制变量和自变量自我效能加入模型，自我效能的标准化回归系数 β =0.584，在 P<0.001的水平上显著，并解释了工作创造力变化的38.2%，说明自我效能对员工工作创造力有显著的正向作用。

模型2加入阻碍性工作压力这一调节变量，即将自我效能与阻碍性工作压力进行中心化处理后的乘积项加入模型，主效应依然显著，β =0.496，在 P<0.001的水平上显著，交互项的标准化回归系数 β =-0.022，并且在 P<0.001的水平上显著，解释了因变量工作创造力变化的46.1%。由此可以看出，阻碍性工作压力对自我效能与员工工作创造力之间关系起到了显著的负向调节作

用。即工作压力（阻碍性）会减弱自我效能与员工工作创造力之间的正相关关系。

为了更进一步直观地分析阻碍性工作压力对自我效能与工作创造力之间关系的调节作用机制，绘制了调节作用图，如图7.3所示。从交互作用图我们可以直观地看到，在不同程度的阻碍性工作压力水平下，自我效能对员工工作创造力的作用程度是不同的。具体表现为，员工感知到的阻碍性工作压力较大时，自我效能与员工工作创造力之间的相关性较弱；当员工感知到的阻碍性工作压力较小时，自我效能与员工工作创造力之间的相关性较强。即员工感知到的阻碍性工作压力越大，自我效能越不容易引起员工的工作创造力；员工感知到的阻碍性工作压力越小，自我效能越容易引起员工的工作创造力效应。

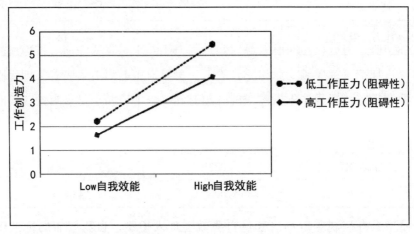

图7.3　工作压力（阻碍性）对自我效能与工作创造力关系的调节作用图

同样，将自变量工作影响和调节变量工作压力（阻碍性）进行数据中心化处理求得交互项，以性别、工作年限、最高学历、工作能力作为控制变量。具体回归分析结果如表7-20所示。

表7-20 工作压力（阻碍性）对工作影响与工作创造力关系的调节效应检验

变量	工作创造力	
控制变量	模型1	模型2
性别	-.042	-.072
工作年限	.050	.059
最高学历	.060	.062
工作能力	.117*	.039
自变量		
工作影响	.508***	.454***
调节变量		
工作压力（阻碍性）		-.160**
交互项		
工作影响 × 工作压力（阻碍性）		-.027***
R^2	.325	.453
Adjusted R^2	.316	.442
F	34.475***	42.054***

模型1将控制变量和自变量工作影响加入模型，工作影响的标准化回归系数 β =0.508，在 P<0.001的水平上显著，并解释了工作创造力变化的31.6%，说明工作影响对员工工作创造力有显著的正向作用。

模型2加入阻碍性工作压力这一调节变量，即将工作影响与阻碍性工作压力进行中心化处理后的乘积项加入模型，主效应依然显著，β =0.454，在 P<0.001的水平上显著，交互项的标准化回归系数 β =-0.027，并且在 P<0.001的水平上显著，解释了因变量工作创造力变化的44.2%。由此可以看出，阻碍性工作压力对工作影响与员工工作创造力之间关系起到了显著的负向调节作用。即工作压力（阻碍性）会减弱工作影响与员工工作创造力之间的正相关关系。

为了更进一步直观地分析阻碍性工作压力对工作影响与工作创造力之间关系的调节作用机制，绘制了调节作用图，如图7.4所示。从交互作用图我们可以直观地看到，在不同程度的阻碍性工作压力水平下，工作影响对员工工作创造力的作用程度是不同的。具体表现为，员工感知到的阻碍性工作压力较大时，工作影响与员工工作创造力之间的相关性较弱；当员工感知到的阻碍性工作压力较小时，工作影响与员工工作创造力之间的相关性较强。即员工感知到的阻碍性工作压力越大，工作影响越不容易引起员工的工作创造力；员工感知到的阻碍性工作压力越小，工作影响越容易引起员工的工作创造力效应。

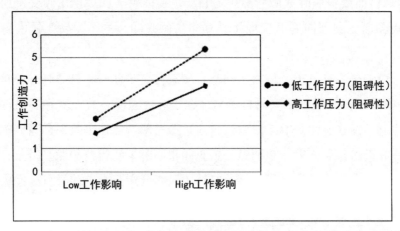

图7.4   工作压力（阻碍性）对工作影响与工作创造力关系的调节作用图

同样，结合心理授权的两个维度自我效能、工作影响的检验结论，说明阻碍性工作压力负向调节心理授权与工作创造力的关系，假设 H5b 得到验证。

六、组织支持的调节效应检验

为了验证组织支持的调节作用，现在我们任然采用 SPSS 26 统计软件对数据进行回归分析，来检验组织支持在心理授权与工作创造力之间关系的调节效应。

首先将自变量自我效能和调节变量组织支持进行数据中心化处理求得交互项，以性别、工作年限、最高学历、工作能力作为控制变量。具体回归分析结果如表7-21所示。

表7-21　组织支持对自我效能与工作创造力关系的调节效应检验

变量	工作创造力	
控制变量	模型1	模型2
性别	-.069	-.040
工作年限	.033	.026
最高学历	.097*	.053
工作能力	.027	.088*
自变量		
自我效能	.584***	.249***
调节变量		
组织支持		.097
交互项		
自我效能 × 组织支持		.051***
R^2	.390	.593
Adjusted R^2	.382	.585
F	45.785***	74.044***

模型1将控制变量和自变量自我效能加入模型，自我效能的标准化回归系数 β=0.584，在P<0.001的水平上显著，并解释了工作创造力变化的38.2%，说明自我效能对员工工作创造力有显著的正向作用。

模型2加入组织支持这一调节变量，即将自我效能与组织支持进行中心化处理后的乘积项加入模型，主效应依然显著，β=0.249，在P<0.001的水平上显著，交互项的标准化回归系数 β=0.051，并且在P<0.001的水平上显著，解释了因变量工作创造力变化的58.5%。由此可以看出，组织支持对自我效能与员工工作创造力之间关系起到了显著的正向调节作用，即组织支持会增强自我效能与员工工作创造力之间的正相关关系。

为了更进一步直观地分析组织支持对自我效能与工作创造力之间关系的

调节作用机制，我们绘制了调节作用图，如图7.5所示。从交互作用图我们可以直观地看到，在不同程度的组织支持水平下，自我效能对员工工作创造力的作用程度是不同的。具体表现为，员工感知到的组织支持较大时，自我效能与员工工作创造力之间的相关性较强；当员工感知到的组织支持较小时，自我效能与员工工作创造力之间的相关性较弱。即员工感知到的组织支持越大，自我效能越容易引起员工的工作创造力；员工感知到的组织支持越小，自我效能引起员工的工作创造力效应也越小。

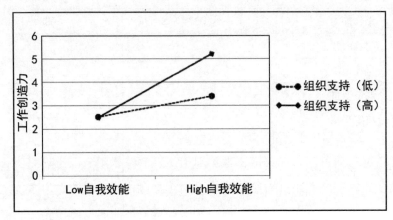

图7.5　组织支持对自我效能与工作创造力关系的调节作用图

同样，将自变量工作影响和调节变量组织支持进行数据中心化处理求得交互项，以性别、工作年限、最高学历、工作能力作为控制变量。具体回归分析结果如表7-22所示。

表7-22　组织支持对工作影响与工作创造力关系的调节效应检验

变量	工作创造力	
控制变量	模型1	模型2
性别	−.042	−.026
工作年限	.050	.015
最高学历	.060	.046

续表

变量	工作创造力	
控制变量	模型1	模型2
工作能力	.117*	.045
自变量		
工作影响	.508***	.352***
调节变量		
组织支持		.113**
交互项		
工作影响 × 组织支持		.052***
R^2	.325	.622
Adjusted R^2	.316	.614
F	34.475***	83.568***

模型1将控制变量和自变量工作影响加入模型，工作影响的标准化回归系数 β=0.508，在P<0.001的水平上显著，并解释了工作创造力变化的31.6%，说明工作影响对员工工作创造力有显著的正向作用。

模型2加入组织支持这一调节变量，即将工作影响与组织支持进行中心化处理后的乘积项加入模型，主效应依然显著，β=0.352，在P<0.001的水平上显著，交互项的标准化回归系数 β=0.052，并且在P<0.001的水平上显著，解释了因变量工作创造力变化的61.4%。由此可以看出，组织支持对工作影响与员工工作创造力之间关系起到了显著的正向调节作用。即组织支持会增强工作影响与员工工作创造力之间的正相关关系。

为了更进一步直观地分析组织支持对工作影响与工作创造力之间关系的调节作用机制，绘制了调节作用图，如图7.6所示。从交互作用图我们可以直观地看到，在不同程度的组织支持水平下，工作影响对员工工作创造力的作用程度是不同的。具体表现为，员工感知到的组织支持较大时，工作影响与员工工作创造力之间的相关性较强；当员工感知到的组织支持较小时，工作影响与员工工作创造力之间的相关性较弱。即员工感知到的组织支持越大，工作影响越容易引起员工的工作创造力；员工感知到的组织支持越小，工作影响引起员工的工作创造力效应也越小。

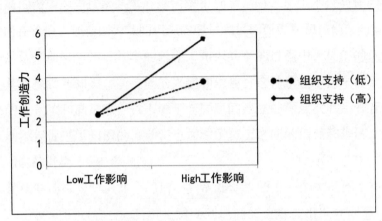

图7.6　组织支持对工作影响与工作创造力关系的调节作用图

最后，结合心理授权的两个维度自我效能、工作影响的检验结论，说明组织支持正向调节心理授权与工作创造力的关系，假设H6得到验证。

七、假设检验结果汇总

本研究包含7个假设内容，均通过验证检验，检验结果汇总如表7-23所示。

表7-23　研究假设结果汇总表

序号	假设内容	检验结果
H1	员工心理授权感知对个人工作创造力有显著的正相关影响	通过
H2	员工心理授权感知对员工知识共享有显著的正相关影响	通过
H3	员工知识共享对员工工作创造力有显著的正相关影响	通过
H4	员工知识共享在员工心理授权感知与个人工作创造力之间起到显著的中介作用	通过

序号	假设内容	检验结果
H5a	挑战性工作压力正向调节员工心理授权感知与个人工作创造力的关系	通过
H5b	阻碍性工作压力负向调节员工心理授权感知与个人工作创造力的关系	通过
H6	组织支持正向调节员工心理授权感知与个人工作创造力的关系	通过

第八章

心理授权与工作创造力关系的研究结论与建议

第一节　研究结论的探讨

在中国商业化、智能化和科技创新迅猛发展的背景下，企业员工的工作创造力成为组织实施创新活动的基石和维持创新竞争优势的关键。为了探索和提升员工的工作创造力，本研究从心理授权感知的角度出发，利用自我决定理论深入分析了心理授权感知对员工创造力的影响机制。本研究同时探讨了知识共享意愿的中介作用，并结合社会认知理论和社会交换理论，考察了挑战性与阻碍性工作压力以及组织支持的调节作用。通过对贵州省贵阳市高新区364名科技企业员工的问卷调查、数据分析和假设验证，得出了一系列的结论分析，深入分析理解心理授权感知及其对工作创造力的影响，我们可以揭示更多层面的细节和复杂性，从而为企业实施有效的管理策略提供更全面的理论支持，先简单概括而言如下：

一是心理授权感知与工作创造力的直接关系。本研究证实，心理授权感知直接影响员工的工作创造力。当员工感受到他们的意见和能力得到认可，并被赋予更大的自主权时，他们通常会表现出更高的动机和创造力。这种感知激发了员工的内在驱动力，使他们更愿意探索新的方法和创新解决方案，无论是解决问题还是改进流程。这种自主感促使员工在日常工作中采用更加灵活和开放的思维方式，这是创新发生的关键。

二是知识共享意愿的中介角色。知识共享意愿的中介作用进一步说明了员工在高心理授权感知的环境中，如何通过共享其知识和经验来促进工作创造力。知识共享不仅促进了信息和想法的流动，还增强了团队协作和集体智慧的形成。员工在分享他们的洞见和专业知识时，不仅帮助同事解决问题，也可能触发新的创意，从而提升整个组织的创新能力。

三是挑战性与阻碍性工作压力的双重影响。本研究中挑战性与阻碍性工作压力的调节作用揭示了不同类型的工作压力如何影响心理授权感知与工作创造力之间的关系。挑战性工作压力，如紧迫的截止日期和高标准的任务要求，通常被视为提升个人成就的机会，可以激发员工更大的潜能和创新思维。相反，阻碍性工作压力，如不合理的资源限制和内部冲突，可能会抑制员工的创造性表达和解决问题的能力。

四是组织支持的增强作用。组织支持作为一个调节变量，显示了强大的组织后盾如何增强心理授权感知对创造力的积极影响。在提供必要资源、培训机会和鼓励性反馈的环境中，员工更有可能将其心理授权感知转化为实际的创新行为。此外，组织支持还能缓解阻碍性工作压力的负面影响，通过提供稳定的支持网络和资源，帮助员工克服挑战。

综上所述，通过促进心理授权感知和知识共享，以及合理管理工作压力和增强组织支持，企业可以显著提升员工的工作创造力。这些发现为企业提供了有效实施人力资源管理和创新战略的重要见解，强调了创造一个支持性和授权性的工作环境对于激发员工潜能和维持竞争优势的重要性。

以下我们将逐一展开阐述：

第一，本研究基于自我决定理论，探讨了员工心理授权感知对其工作创造力的影响，研究结果支持了这样的假设：员工的心理授权感知显著正向影响他们的工作创造力。这一发现不仅证实了心理授权感知与工作创造力之间的直接联系，而且确认了心理授权感知是工作创造力产生的关键前置因素。

当员工的自我效能感较高时，他们通常会认识到工作对自身发展的长远意义和重要性。在这种情况下，员工面对组织和团队的挑战时，会全力以赴地创新工作流程和方法，以解决当前面临的问题。这种情境下的员工不仅仅是在执行任务，更是在积极寻求通过创新来克服障碍。

当员工感知到他们对工作的影响力较大时，他们通常会对自己的工作岗位表现出极大的热情和主动性。这种高度的工作影响力感使得员工愿意主动参与组织的日常运营，并与领导者共同努力。他们不仅提供对问题的独到见解，还提出解决问题的新方法，帮助领导者采用创新的流程和策略，从而有效地解决问题。

综上所述，员工心理授权感知的提升是促进工作创造力的重要策略。通过增强员工的自我效能感和工作影响力感，组织不仅能激发员工的创造潜能，还能促进员工积极参与解决工作中的各种挑战，从而推动组织的整体创新和发展。这一理论和实证研究为企业提供了如何通过心理授权来增强员工创造力的具体指导。

深入探讨员工心理授权感知对工作创造力的影响，我们可以从更多角度理解这一关系的复杂性和多维性。员工心理授权感知不仅直接影响他们的创造力，还通过一系列心理和行为机制间接促进了创新的产生。

一是心理授权感知与自我效能感。心理授权感知提升了员工的自我效能感，即员工对自己完成工作的能力有信心。这种信心促使员工在面对困难或挑战时，更愿意尝试新的方法和解决方案。自我效能感高的员工倾向于接受更具挑战性的任务，并在解决问题的过程中发挥创造力。他们不仅寻求标准答案，而是探索多种可能的解决方案，这种探索本身就是创新和创造的过程。

二是工作影响力感与积极参与感。员工的工作影响力感，即员工感知到自己的工作能够对组织有显著影响，也是创造力提升的一个关键因素。当员工认为自己的努力和贡献可以显著影响团队和组织的结果时，他们更有可能投入更多精力，展现更高的工作热情。这种感觉激发了员工的责任心和使命感，促使他们在常规思维之外思考，并积极提出和实施新的想法。

三是挑战性环境中的创新驱动。在挑战性环境中，心理授权感知使员工更能积极应对工作压力。挑战性工作环境要求员工发挥最大的潜能和创造力来克服障碍。心理授权使员工感到他们被赋予了足够的自由度来尝试非传统的方法，从而找到解决问题的新途径。这种环境不仅促进了个人的成长，也有助于整个组织的创新能力的提升。

综上所述，员工的心理授权感知是推动工作创造力的强大动力。通过增强员工的自我效能感和工作影响力感，以及创造一个支持员工自主和提供挑战性任务的环境，组织可以显著提高员工的创造力。此外，领导者应认识到心理授权的重要性，并通过具体的管理实践，如适时的反馈、资源支持和适当的自由度，来激励员工的创新思维和行为。这些措施不仅有助于提升员工的工作满意度和职业成就感，还能推动组织持续创新和长期发展。

第二，员工的心理授权感知对知识共享行为产生了显著的正向影响。根据社会交换理论，当领导层实施授权赋能时，作为受权者的员工更有可能积极分享知识和经验。这种心理授权不仅增强了员工对工作价值的认识，而且提升了他们的自我效能感，同时增强了对工作自主性、影响力和工作意义的感知。这些改善的感知有利于促进员工更积极地参与知识共享。

具体来说，当员工感知到上级的授权并感受到这种信任时，他们倾向于将自己的专业技能和经验分享给团队成员，以便更好地实现团队目标。此外，当这些目标达成后，员工在获得领导的正面反馈和认可时，这种感激之情驱使他们继续分享自己的工作知识，以此作为对领导授权赋能行为的一种回报，并激励团队中更多成员。

通过增强员工对自己角色的价值认识和自我效能，心理授权感知能有效地促进知识共享行为。这不仅促进了个人的成长和专业发展，也有助于团队知识的积累和组织创新能力的提升。因此，为了激发员工潜力并优化团队表现，组织和领导者应该认识到授权赋能的重要作用，并致力于创建一个支持和鼓励知识共享的文化环境。这样的环境不仅能够增强员工的参与感和满意度，还能提高团队的整体效率和创新性。

深入探讨心理授权感知对知识共享的影响，我们可以从几个关键方面来分析这种影响是如何促进员工积极参与和创造性思维的。

一是提高认知评价和动机。心理授权感知首先作用于员工的内在认知评价，其中包括对自己角色的重要性和工作的控制感的认知。当员工感觉到自己被赋予了足够的权力和责任时，他们往往会对自己的工作能力和影响力有更高的评价。这种改变不仅提升了他们的自我效能感，还增强了其对工作的兴趣和热情，从而激发了更大的工作动机。这种增强的动机直接影响员工的参与度，使他们更愿意探索新知识和分享个人的见解和技能。

二是促进信息和资源的流动。心理授权还促进了信息和资源的流动。在感受到心理授权的环境中，员工倾向于开放自己的思维，与团队成员进行更频繁的沟通和协作。这种开放性不仅限于工作上的交流，也包括创新想法、解决方案和专业知识的共享。通过这种方式，团队可以更好地利用各自的强项，集体应对挑战，同时也为创新和解决复杂问题提供了更多的可能性。

三是增强团队协作和集体智慧。心理授权感知通过增强团队成员之间的信任和尊重，促进了更有效的团队协作。在一个被赋权的团队中，每位成员都可能感觉到自己对团队成果有直接的贡献，这种感觉可以大大提高团队的凝聚力和集体智慧。知识共享在这种环境下变得自然且高效，因为每个人都意识到，通过共享知识，不仅可以帮助自己解决问题，也可以帮助团队达成共同目标。

四是持续的自我更新和学习。心理授权感知支持持续的自我更新和学习。员工在感知到自己的工作和努力被认可的同时，会持续寻求新的知识和技能来增强自身的工作表现。这种持续学习和自我提升的过程不仅对个人职业发展有益，也为组织带来了持续的创新能力和适应市场变化的能力。

综上所述，心理授权感知是推动知识共享和增强组织创新能力的关键因素。通过提升员工的自我效能感、促进信息流动、增强团队合作和支持持续学习，组织不仅能够提升其内部的工作效率和创新水平，还能在竞争激烈的市场中保持领先。

第三，本研究确认了员工知识共享对其工作创造力的显著正向影响。通过知识的交流和传递，员工能够获得新的见解和灵感，这对于提升工作创造力具有显著的促进作用。在企业内部进行知识共享使员工在交流过程中不仅获得与工作直接相关的知识和技能，从而增强了自身的工作能力，而且还促进了知识的深度整合和吸收。这种深入的知识掌握和理解有助于激发员工的创造性思维，从而更有效地促进他们工作创造力的发展。

企业应该认识到，知识共享不仅仅是简单的信息交换，而是一种能够激发新思想、创新解决方案并增强团队协作的重要活动。通过建立一个支持和鼓励知识共享的环境，企业应确保员工能够充分利用集体智慧，提高解决问题的能力，从而驱动整个组织的创新和发展。因此，企业领导者应致力于创造一个开放的文化氛围，其中包括提供必要的资源和技术支持，以及确立相互尊重和信任的团队价值观，从而最大化地实现知识共享的积极效应。

深入探讨员工知识共享对工作创造力的正向影响，我们可以从多个角度深入理解这一关系。知识共享不仅仅是信息的简单交换，而是一个复杂的互动过程，它促进了创意的发展和创新的实现。

一是知识共享与创意的生成。知识共享为员工提供了获取新信息的平台，使他们能够接触到不同的观点和方法。当员工在团队中分享自己的知识时，他们也在学习别人的专长和经验。这种互相学习的过程可以激发新的想法，因为不同的知识背景和技能的融合往往能够产生创新的解决方案。此外，知识共享通过集体智慧的方式，使得单个员工的有限视角得以突破，从而探索到更多未被发现的可能性。

二是提高问题解决效率。在知识共享的环境中，员工面对挑战时不必单独寻找所有答案。他们可以利用团队的知识资源，更快地识别问题并找到解决策略。这种协作方式不仅提高了问题解决的效率，还增强了解决方案的质量，因为每项决策都经过了集体的审视和改进。

三是培养学习型组织文化。持续的知识共享促进了学习型组织文化的形成，其中员工被鼓励持续学习和个人成长。在这样的文化中，创造力被视为企业成功的关键，员工的知识和经验被高度重视。这种文化不仅吸引人才，而且保持员工的高度积极性和忠诚度，因为他们看到了自己成长和对组织贡献的直接影响。

四是强化团队协作和凝聚力。知识共享通过强化团队成员之间的互信和协作，增强了团队的凝聚力。当员工积极分享知识时，他们在彼此之间建立了信任的桥梁，这种信任是协作和创新的基石。团队成员不仅更愿意分享自己的想法，也更愿意听取并采纳他人的意见，从而共同推动团队向更好的方向发展。

综上所述，知识共享是推动员工工作创造力和整个组织创新能力发展的关键因素。企业领导者应认识到，通过激励知识共享，不仅可以提升员工的个人能力和团队协作能力，还能够为整个组织创造一个充满活力、创新和竞争力的工作环境。通过持续投资于人力资源和文化建设，企业可以确保持续的成长和在市场上的成功。

第四，本研究确认了员工心理授权感知与工作创造力之间的关系。当员工感受到上级的授权之后，他们的心理感知通常会激发自主和胜任的需求，这使得他们更加重视知识共享所带来的好处，并自发地产生了分享知识的意愿。这种行为不仅促进了知识的流动，也使得团队成员之间能够互相启发，产生新颖而实用的想法和解决策略。

在这种文化和理念的影响下，员工能够清晰地感受到来自领导的重视，这不仅提高了他们的心理授权感知水平，而且还激励他们通过知识共享等活动来增强创新思维，从而提升自身的工作创造力。此外，当员工具备较高水平的心理授权感知时，他们更倾向于发挥个人的主观能动性和自觉性，与团队成员一起面对挑战、共同进退。员工不仅分享工作知识和生活经验，还一同探讨未来职业发展和解决问题的策略，共同达成目标。这种集体的努力和合作进一步验证了通过知识共享可以有效提升工作创造力。

因此，领导者应当认识到授权赋能的重要性，并通过营造一个开放性和支持性的环境，鼓励员工自主分享知识。通过这样的管理策略，不仅可以增强员工的心理授权感，还可以通过促进知识共享来激发员工的创新潜力，最终带动组织的整体创新能力和竞争力。这种策略的实施对于任何追求长期成功和持续创新的组织都是至关重要的。

进一步探讨员工心理授权感知通过知识共享对工作创造力的影响，我们可以深入理解这一过程中的几个关键机制，这些机制揭示了心理授权如何转化为具体的行为并促进创造性成果的产生。

一是加强动态认知。心理授权感知首先作用于员工的内部认知状态。在感受到被授权后，员工的心态和视角发生变化，他们开始认为自己对工作过程和结果有更大的控制权和影响力。这种认知的转变导致员工更愿意接受和寻求挑战，因为他们相信自己具备克服困难的能力。在这种状态下，知识共享变成了一种解决问题和优化工作流程的工具，员工通过分享和吸收知识来增强自己的能力和解决方案的多样性。

二是激发内在动机。授权感知强化了员工的内在动机，尤其是对于那些寻求成长和实现自我价值的个体。知识共享在这种情境中不仅是任务要求的一部分，更是个人内在驱动力的体现。员工因对自己的贡献感到自豪而分享知识，同时，他们也从他人的分享中获得启发和学习，这种双向的学习和交流促进了新想法的产生和创新思维的发展。

三是建立社会联系和信任。知识共享作为一种社会交换行为，加强了团队成员之间的联系和信任。当员工在授权环境中相互交流时，他们不仅分享专业知识，也在无形中建立了相互依赖和支持的关系。这种社会资本的积累对于促进开放的沟通氛围和增强团队凝聚力至关重要。更深层次的信任和合作为更广泛的创意交流提供了肥沃的土壤。

四是促进文化的创新导向。长远来看，心理授权感知和知识共享共同塑造了组织的创新文化。在这种文化中，每位员工都被视为创新的关键参与者，他们的见解和经验被高度重视。这种文化鼓励承担风险、容错和持续改进，使得组织能够在快速变化的市场中保持竞争力。

综上所述，心理授权感知与知识共享之间存在深刻的交互作用，这种交互作用不仅提高了员工的工作创造力，还为组织创造了一个支持创新的环境。为了扩大这种影响，组织需要继续投资于建设支持和信任的工作环境，并通过各种方式激励员工积极参与知识共享和创新活动。这样的策略将引导组织向一个更为动态、互联和创新的方向发展。

第五，研究发现，工作压力在员工心理授权感知与工作创造力之间的关系中起到显著的调节作用。工作压力具有双维度性质，可以分为挑战性工作压力和阻碍性工作压力。

挑战性工作压力对员工产生正向调节影响。这类压力通常包括时间紧迫、高工作职责和高工作量等因素，这些因素虽然增加了任务的难度，但同时也提供了激励员工投入和创新的机会。挑战性压力激发员工更加积极地参与工作环境，寻找解决方案和灵感，从而刺激和增强工作创造力。

相反，阻碍性工作压力则对员工产生负向调节作用。这种压力包括角色不清、工作不安全感、角色冲突等，这些因素往往会阻碍员工的职业发展，降低他们对工作任务的兴趣和投入，导致工作表现的随意性和责任感的减少，从而削弱其创造力。

综上所述，了解和区分这两种不同类型的工作压力及其对员工心理授权感知和工作创造力的具体影响，对于管理者来说至关重要。通过优化工作环境，增加挑战性工作压力的同时减少阻碍性工作压力，组织不仅可以提高员工的工作满意度和创造力，还能有效地提升整体的工作效率和团队绩效。因此，组织和领导者应致力于创造一个激励性和支持性的工作环境，使员工能够在面对挑战时展现出最大的创新潜力。

细化对工作压力如何调节员工心理授权感知与工作创造力之间关系的理解，需要进一步探讨这两种压力类型具体是如何作用于员工行为和心态的。

一是挑战性工作压力的正向影响。挑战性工作压力包括高工作量、紧迫的截止期限和高责任感等因素。这些压力元素虽然看似增加了员工的工作负担，但实际上提供了激励员工展示其能力和创新思维的机会。在这种环境下，员工往往被推动去超越常规思维，寻找新的解决方案，以应对高要求和紧迫的工作条件。挑战性工作压力激发员工的内在动机，使他们有机会通过实现具有挑战性的目标来提升自身技能和职业成就感。此外，这种压力还能促进员工的自我效能感，增强他们对自身工作影响的信念，这对创造力的提升尤为关键。

二是阻碍性工作压力的负向影响。相比之下，阻碍性工作压力，如角色不明确、工作不安全感和角色冲突等，通常会削弱员工的动力和创造力。这类压力源自工作环境中的负面因素，它们不仅会阻碍员工的职业发展，还可能引起员工的不满和抵触情绪。阻碍性压力降低了员工对其工作的价值感和成就感的感知，从而减少了员工采取积极行动的意愿。长期处于这种压力之下，员工可能感到力不从心，对工作产生厌倦感，进而影响他们创新的能力和愿望。

三是管理策略的重要性。在管理实践中,理解并有效管理这两种工作压力至关重要。组织应当设计策略以最大化地实现挑战性压力的积极效应,同时尽量减少阻碍性压力的负面影响。例如,通过明确的角色定义、合理的期望设定和适时的支持,可以帮助员工更好地应对工作中的挑战,同时减少由于不确定和冲突导致的不必要压力。

组织可以通过培训和发展项目来增强员工的适应能力,帮助他们更好地管理和利用挑战性压力,同时提供必要的资源和支持来应对可能的阻碍性压力。通过这些策略,组织不仅能够提高员工的满意度和留任率,还能激发员工的创造潜能,推动组织持续创新和发展。

第六,研究也发现,组织支持在员工心理授权感知与工作创造力之间的关系中起着显著的正向调节作用。根据社会交换理论,员工基于其感知到的组织对待自身的方式和态度来调整自己的行为和态度。当员工感受到组织的关怀和支持时,他们为了维持交换关系的平衡,往往会增强工作动力并提升创造力水平,作为对组织关心和支持的一种回馈。

当员工感受到来自企业的支持时,这种支持不仅涵盖了物质层面的资源,如工具和时间,以补充工作中的消耗,还包括情感需求的满足,如精神上的鼓励和工作的认同。这些情感支持是极其重要的,因为它们能显著增强员工的内在驱动力,激发他们为组织做出更积极的贡献。员工从这种全方位的支持中获得的安全感和认同感,可以有效缓解参与创新活动时可能遇到的压力和紧张情绪,从而提高思维的流畅性和灵活性。

在这样的环境中,员工更容易产生创造性的想法,因为他们知道自己的努力会得到认可,并且在遇到困难时可以获得必要的帮助。因此,组织的全面支持不仅提高了员工的个人创造力,还加强了整个团队的协作和创新能力。

总的来说,企业应认识到组织支持的重要性,并采取措施增强对员工的全方位支持,包括提供必要的资源、情感认同和职业发展机会。通过这样的策略,企业不仅能够激发员工的潜能,还能建立一个积极、创新和高效的工作环境,从而在竞争激烈的市场中保持优势。

深入探讨组织支持对员工心理授权感知和工作创造力的影响，我们可以详细分析组织如何通过多维度的支持机制，促进员工的创造性表现和整体满意度。

一是多维度的组织支持。组织支持不仅体现在提供物质资源和工作环境的改善上，还包括情感支持、职业发展支持以及文化支持。这些支持的共同目标是创建一个促进员工成长和创造力发展的环境。

组织支持是一个多维度的概念，包括物质和环境支持、情感和社会支持、职业发展支持以及文化支持。以下是对这些维度的系统深入阐述：

1. 提供物质和环境支持。物质和环境支持是组织为员工提供必要的资源和条件，以便他们能够高效地完成工作并激发创造力。这包括：工具和设备。提供最新的技术设备和软件，使员工能够使用先进的工具进行创新和高效的工作。物理空间。设计办公空间可以促进合作和创新，例如开放式办公环境、休息区和思考角，以激发员工的创意思维。资源可用性。确保员工能够轻松获取所需的信息和材料，减少不必要的等待和烦琐流程。

2. 提供情感和社会支持。情感和社会支持强调在组织中建立一种支持和关怀的氛围，这有助于员工在心理上感到满足和安全，包括：领导支持。管理层对员工表现出真正的关心，包括定期反馈、一对一会谈和职业发展支持。同事互助。鼓励团队成员之间的支持和合作，通过团队建设活动和非正式聚会增强团队精神。情绪认可。认识到员工的情感需求，提供必要的心理健康支持，如心理咨询服务和压力管理程序。

3. 提供职业发展支持。职业发展支持关注员工的长期职业目标和成长，使他们感到组织对他们的个人发展有兴趣，具体措施包括：培训和学习机会。提供内部和外部的培训项目，帮助员工获得新技能和知识，支持他们的职业发展。晋升机会。确保晋升过程的透明和公正，为有潜力的员工提供向上发展的机会。职业规划。与员工合作制定个人职业发展计划，明确成长路径和所需的支持。

4. 提供文化支持。文化支持涉及组织的核心价值观和行为准则，这影响了员工的行为模式和组织的整体氛围，包括：创新鼓励。构建一个鼓励尝试和容错的文化，使员工不惧失败，勇于尝试新的方法。价值观共享。通过内部沟通强化组织的核心价值观，确保所有员工都了解并且能够与这些价值观相一致。多样性和包容性。推广一个多样性和包容性的工作环境，尊重各种文化背景和观点的差异，激发更广泛的创意和视角。

可以看出组织支持是一个综合体系，需要在多方面协同努力，以确保员工在各个层面上得到必要的支持和资源，从而激发他们的潜力，提升创造力和整体满意度。这种支持不仅能带动员工个人的成长，也能推动组织的持续创新和成功。

二是组织支持的综合影响。通过这些支持，员工会感受到他们的努力和贡献被组织认可。这种认可不仅提升了员工的满意度和忠诚度，还激发了他们追求卓越和创新的动力。当员工确信他们的创新行为会得到支持并对组织有贡献时，他们更有可能挑战现状，探索新方法。

组织支持通过减少工作中的不确定性和压力，帮助员工保持心理健康和情绪稳定，这是创造力发挥的重要条件。员工在心理上感到安全，知道自己在遇到失败时会得到支持而不是受到惩罚，将更自由地表达创意和实施创新。

三是组织支持的实施策略。为了有效实现这种支持，组织需要制定具体策略，如定期进行员工满意度调查，以评估支持措施的效果；定期举行创新研讨会和团队建设活动，以促进知识分享和团队协作；以及制定明确的奖励机制，以奖励那些对组织创新有显著贡献的员工。

组织通过实施综合的支持策略，不仅能提升员工的心理授权感和工作创造力，还能建立一个积极、健康、创新的工作环境，促进组织取得长期的成功并保持竞争力。

第二节　理论贡献

本研究从员工个体心理感知的角度出发，基于自我决定理论，深入分析了员工心理授权感知对其工作创造力的影响机制。通过实证研究，本书不仅验证了知识共享意愿的部分中介作用，还探讨了挑战性与阻碍性工作压力以及组织支持对员工心理授权感知与工作创造力关系的调节作用。本书的理论贡献可以概括为以下三个方面。

一、深化心理授权感知与工作创造力的关系理解

本研究强化了心理授权感知对工作创造力的直接影响理论，提供了系统的实证支持，表明心理授权感知通过增强员工的自主性、能力感和归属感，直接促进其创造力的发展。这一发现为组织如何通过心理授权来激发员工创新提供了理论依据。

本研究首先澄清并详细解释了员工心理授权感知与工作创造力之间的关系。针对此前研究中对心理授权感知与个体创造力关系的不明确性，本书基于自我决定理论，从心理层面入手，实证验证了员工心理授权感知对其工作创造力产生显著的正向影响。本研究不仅肯定了员工心理授权感知的有效性，还深入探讨了这种感知是如何影响个体创造力的。

引入知识共享作为中介变量，以及挑战性与阻碍性工作压力、组织支持作为调节变量，综合分析了心理授权感知影响个体创造力的路径和程度。研究结果表明，知识共享、挑战性与阻碍性工作压力、组织支持是心理授权感知在影响个体创造力过程中的关键心理变量。这些发现不仅拓展了心理授权研究在管理学领域的深度和广度，而且为探讨授权行为与个体心理感知进程如何促进个体创造力发展提供了新的视角和理论支持。

这项研究增强了我们对于心理授权和工作创造力间复杂关系的理解，并为实际管理实践提供了宝贵的洞见，尤其是在如何通过心理授权策略和环境调整来激发员工的创新潜能方面。

深入探讨员工心理授权感知与工作创造力的关系，我们可以从几个关键方面深化理解和实证研究的贡献：

一是理论框架的深化。本书采用自我决定理论为基础，为研究员工心理授权感知和创造力之间的关系提供了坚实的理论框架。自我决定理论强调了

自主性、能力感和归属感在激发个人内在动机方面的重要性，这些内在动机是推动创造力发展的关键因素。通过实证研究，本书证实了心理授权能显著增强员工的这三种心理需求，从而激发其创造力。这种理论的应用不仅丰富了自我决定理论的研究领域，也为心理授权感知研究提供了新的理论视角。

二是中介变量的探讨。引入知识共享作为中介变量，本研究明确了心理授权感知如何通过促进知识的分享和流通来增强员工的工作创造力。知识共享作为一种社会行为，不仅促进了信息和技能的交流，还强化了团队内的协作和信任，这些都是创造力发展的重要支撑。通过系统的分析，本书揭示了知识共享在转化心理授权感知为工作创造力方面的关键作用，提供了从心理授权到行为表现的具体作用路径。

三是调节变量的全面分析。研究中的调节变量——挑战性与阻碍性工作压力及组织支持——进一步丰富了心理授权感知与创造力关系的复杂性。挑战性工作压力被证明可以增强心理授权的正面效应，鼓励员工面对压力时发挥创造性；而阻碍性压力则可能抑制这一过程。同时，组织支持作为一个关键的外部环境因素，能够强化心理授权和创造力之间的正向联系，为员工提供必要的资源和情感支撑，从而有效减少外部阻力的负面影响。

四是对管理实践的深远影响。这些理论发现和实证结果为组织管理实践提供了具体的策略和政策建议。管理者可以通过增强员工的心理授权感知、促进知识共享、合理分配工作压力以及提供综合的组织支持，有效激发员工的工作创造力。此外，这些策略还有助于提高员工的工作满意度和组织承诺，从而促进组织的长期发展和创新能力。

综上所述，本书不仅在理论上提供了深入的分析和新的见解，也在实践上提供了行之有效的管理策略，对于推动组织和员工共同成长和实现创新具有重要价值。

二、揭示知识共享的中介作用

本书进一步证实了知识共享在心理授权感知和工作创造力之间起到关键的桥梁作用。员工在感受到高度的心理授权后，更倾向于分享其知识和经验，这种分享不仅增强了个体的信息和技能基础，还促进了整体的创新能力。此项研究明确了促进知识共享文化的重要性，为组织设计有效的知识管理策略提供了理论指导。

本研究进一步证实了知识共享在促进员工工作创造力中的关键作用。当员工具备心理授权感知时，他们不仅意识到自己的工作责任和职责，而且明白知识共享对工作效果的积极影响。这种认识使得员工更有信心并愿意与同事分享自己的知识，而知识的分享是创造力发展的基石。员工之间的知识共享不仅可以促进团队信息的深入挖掘，还可以加强对工作细节的理解和掌握，从而显著提升个体的创造力水平。

员工的知识共享意愿有助于有效利用组织中的知识、技术和信息资源，为员工提供更多的机会接触并应用这些资源。这种广泛的资源利用为创新思维和创造性解决方案的生成创造了条件。因此，通过理论分析和实证研究，本书探讨了员工心理授权感知与知识共享之间的关联性，并证实了知识共享意愿这一积极心理因素可以作为中介变量，传递心理授权感知对员工工作创造力的影响。

本研究的发现不仅丰富了知识共享领域的研究，还揭示了心理授权感知如何通过知识共享机制作用于提升员工的创造力。这些洞见对于企业管理实践具有重要的指导意义，强调了构建支持性和开放的组织文化的必要性，以便激励员工分享知识，进而推动整个组织的创新能力和竞争优势。

为进一步阐述知识共享是如何促进员工工作创造力的机制的，我们可以从几个核心方面深入理解：

一是构建知识共享的动力机制。在心理授权感知的背景下，员工通常感到他们的贡献被认可且具有重要性，这种感知增强了他们的自主需求满足，进而激发了他们共享知识的动机。当员工意识到自己的知识和经验可以帮助团队克服挑战或达成目标时，他们更有可能主动分享这些知识。这种自发的分享不仅增强了团队的整体能力，也反过来提高了分享者的自我效能感和职业满足感。

二是促进知识共享的认知发展。知识共享为员工提供了一个持续学习和个人成长的平台。通过交流和讨论，员工能够从不同的视角看待问题，从而获得新的洞见和解决方案。这种认知的发展是创造力的基础，因为它扩展了个体解决问题的方法和思维范式。此外，跨领域的知识交流可以触发创新的火花，因为组合不同领域的知识往往能产生突破性的想法。

三是增强知识共享的社会互动。知识共享通过增强团队成员之间的互动和合作，建立了更紧密的社会联系。这种增强的社会关系不仅提高了团队的凝聚力，还创造了一个支持性的工作环境，员工在这样的环境中感到更安全，更愿意冒险和尝试新的方法。社会支持还可以减轻创新过程中可能遇到的压力和失败的负面影响，使员工在挑战面前保持具有积极性和创造性的态度。

四是重视知识共享的结构化影响。组织可以通过建立结构化的知识管理系统来促进知识共享。这包括建立数据库、定期组织研讨会和培训，以及使用协作工具来支持知识的存储、检索和传播。这种结构化的支持确保知识可以被有效地共享和利用，而不是被孤立或遗忘。此外，制度化的奖励机制可以进一步激励员工参与知识共享活动，从而增强整个组织的学习能力和创新潜力。

通过上述多维度分析，我们可以更全面地理解知识共享如何通过多种机制促进员工的工作创造力。这种深入的理解对于设计有效的人力资源管理策略和组织发展策略具有重要意义，帮助企业在激烈的市场竞争中保持持续的创新和成长。

三、探讨工作压力与组织支持的调节作用

研究结果表明，挑战性工作压力和组织支持均正向调节心理授权感知与工作创造力之间的关系，而阻碍性工作压力则具有负向调节效果。这一发现强调了管理实践中需要合理配置资源和压力，以及构建支持性的组织环境以增强员工的创造力。

本研究深入探讨了挑战性与阻碍性工作压力以及组织支持如何调节员工心理授权感知与工作创造力之间的关系。结果表明，挑战性工作压力和组织支持作为积极的调节因素，能够正向增强员工心理授权感知对其工作创造力

的影响；而阻碍性工作压力则表现为负向调节作用，削弱了心理授权感知与工作创造力之间的正向联系。

基于社会认知理论和社会交换理论，本研究认为个体的感知和行为受到周围环境因素的显著影响。在这一框架下，环境因素，特别是工作压力和组织支持的性质，对于指导和调节个体行为的认知过程起着至关重要的作用。挑战性工作压力和组织支持通过增强员工的工作自信心、责任感和任务需求感，正向促进了工作创造力的发展。这种影响展示了积极的工作环境如何助力员工达到更高的创造性表现。

通过将这两个调节变量纳入研究模型，本书不仅扩宽了研究视角，还验证了内部环境因素在提升个体创造力方面的重要作用。这一发现为理解环境因素如何通过心理机制影响员工的创新行为提供了新的见解，丰富了关于环境因素如何促进创造力产生的相关理论研究。

综上，本研究的发现强调了管理者在设计工作环境和组织支持策略时，需要细致考量各种内部环境因素的具体作用，以便更有效地激发员工的创造潜能，从而推动组织的整体创新能力。

在理论贡献方面，本研究通过详细探讨挑战性与阻碍性工作压力以及组织支持如何调节员工心理授权感知与工作创造力之间的关系，为现有文献增添了几个重要的理论视角和洞见：

一是丰富了工作压力与创造力关系的理解。本研究深化了挑战性与阻碍性工作压力在创造力生成过程中的作用机制的理解。尤其是挑战性工作压力的正向调节作用，本研究揭示了挑战性压力如何通过激发员工的积极应对策略、增强自我效能感和提高参与度和投入来促进工作创造力。这些发现补充了当前关于压力作用双向性的文献，显示了在适当的环境和支持下，挑战性压力可以转化为促进个体创造力的动力。

二是阐明了阻碍性工作压力的负面影响。在探讨阻碍性工作压力的负向调节作用方面，本研究明确了阻碍性压力如何通过引发消极情绪、降低动力和参与度，以及破坏团队协作来削弱心理授权感知与工作创造力之间的关系。这一部分研究强化了对工作环境中阻碍因素的认识，并指出了管理实践中应当如何识别和减少这类压力的重要性。

三是揭示了组织支持的综合增强效应。通过探索组织支持如何正向调节心理授权感知与创造力之间的关系，本研究突显了组织如何通过提供资源、建立信任和安全感，以及促进知识和技能的交流来增强员工的创造力。这些发现不仅为理解组织支持的复杂影响提供了深入见解，也为组织如何设计有效的支持系统提供了理论依据。

四是扩展了心理授权和环境因素的研究。本研究通过综合考虑心理授权感知、工作压力和组织支持的交互作用，扩展了心理授权理论在管理学领域的应用。这一理论扩展为从个体和组织层面深入探讨如何通过环境调节来促进员工的心理授权感知和创造力提供了新的视角和理论支撑。

总体而言，本研究的理论贡献在于为理解和实施心理授权感知及其在组织环境中的作用提供了更为丰富和细致的理论框架，同时对管理实践中如何利用这些知识来促进创新和提高员工满意度提供了有力的理论指导。

本书不仅丰富了自我决定理论在工作创造力领域的应用，也为实践者提供了如何通过心理授权和优化工作环境来提升员工创造力的具体策略。这些理论洞察和实证结果对于推动组织创新和员工发展具有重要价值。

第三节　管理建议

本研究探讨了员工心理授权感知与员工工作创造力的关系框架，通过相关的实证研究和分析，研究中提出的理论假设得到了验证，得出的结论不仅可以拓展理论研究领域，更对企业实施适当的、有效的激发员工的创造力提供了实际操作指导。根据以上的分析，本研究提出以下的管理建议：

第一，提升领导者的授权能力是企业发展的关键。企业应借鉴成功的领导授权行为案例，鼓励领导者采用更多的授权赋能行为，从而最大化地实现领导授权的积极效应。这种管理风格和方法能够使员工在心理上感受到被重视和信任，激发他们的内在动机，进而勇于发挥和提升自己的创造能力。这一策略提醒企业，激发员工的创造力不仅仅依赖于资源的投入，更关键的是员工的心理建设。

在这个过程中，领导者的角色尤为重要。他们不仅要通过授权赋予员工更大的自主性和责任感，还需要关注员工的心理和情绪状态。领导者应定期监测员工的心理健康和情绪变化，以便及时调整管理策略和行为方式，确保员工感受到足够的支持和认可。

因此，企业应该提供培训和发展机会给领导者，帮助他们掌握有效的授权技巧和情感智能，以更好地理解和支持员工的心理需求。同时，领导者应学会如何通过正面的反馈和适时的干预，维持团队的积极氛围，促进员工的创造性思维和创新性行为。

企业需要认识到，在当前复杂多变的商业环境中，领导者的授权能力和对员工心理的敏感性是推动团队创新和维持竞争力的关键因素。通过加强领导者的这些能力，企业不仅能够激发员工的潜力，还能建立一个更加健康、富有创造力的工作环境。

理解和实施领导者授权能力的提升，企业可以采取以下具体策略和步骤，以确保领导行为有效地促进员工的心理授权感和创造力：

一是培训领导者的授权技巧。领导者的授权技巧是激发员工创造力的关键。企业应组织专门的培训程序，教育领导者如何识别适合授权的任务，如何设定清晰的目标，以及如何给予员工适当的自由度。培训内容应包括授权的心理基础、实际操作方法和案例分析，帮助领导者了解如何在不同情境下应用不同的授权策略。

二是提升领导者的情绪智能。情绪智能是领导者有效管理团队情绪和动机的关键。领导者通过提升情绪识别和情绪管理能力，可以更好地理解和响应员工的情感需求，从而建立信任和尊重的氛围。领导者应学习如何通过积极的沟通来激励员工，如何在员工遇到挫折时提供支持，以及如何处理团队内部的冲突。

三是实施反馈和激励机制。有效的反馈机制可以增强员工的自我效能感和归属感。领导者应定期向员工提供具体、建设性的反馈，表明其努力和成就被组织认可。此外，激励机制（如奖金、晋升机会、公开表扬等）也应与员工的创新努力和成果紧密关联，以增强员工的动力和创造力。

四是创建开放和包容的组织文化。领导者应努力营造一个开放和包容的文化，鼓励员工提出新想法并尝试新方法。这包括减少官僚主义，提倡跨部门合作，以及鼓励员工在安全的环境中进行实验和犯错。组织文化的这些方面可以显著影响员工的创造力。

五是持续监测和评估授权效果。为了确保授权行为带来预期的正面效果，领导者需要持续监控授权策略的执行情况和影响。这包括追踪员工的工作满意度、创新产出和团队协作情况。基于这些数据，领导者可以及时调整授权策略，确保它们能有效支持员工的成长和团队的创造力。

通过这些综合策略，企业不仅能够提升领导者的授权能力，还能在全组织范围内促进一个支持创新和员工个人发展的环境。这种环境将直接影响企业的整体创新能力和市场竞争力。

第二，为了激发员工的主动性和创造性，企业必须致力于构建一个支持知识交流的环境。员工不仅需要掌握自身职责所需的基础知识和专业技能，还需要与其他部门的同事进行有效的沟通和协作。以下是企业为促进这一目标可以采取的一些策略。

企业应创建内外部的交流平台，以促进员工之间的知识共享和友谊。例如，组织员工参加外部培训不仅可以帮助员工脱离日常工作环境的限制，还能在轻松的氛围中探索和学习新问题。这种设置有助于加速员工之间的交流和团队精神的建立，为员工提供一个自由表达和共同探讨工作难题的场所。

管理者应考虑建立跨部门协作的激励机制。通过鼓励部门之间的协作完成特定任务，可以提高员工的工作热情并激发他们的主观能动性。这种机制不仅能增强员工之间的协作精神，还能促进不同背景和技能的员工相互学习，从而激发新的创意和创新解决方案。

管理层还应持续监测和评估这些交流平台和激励机制的有效性，确保它们真正促进了知识的流通和创新能力的提升。通过定期收集反馈和调整策略，企业可以确保这些措施得到有效实施，真正符合员工的需求和企业的长远发展目标。

总之，通过搭建有效的知识交流环境和实施合适的激励策略，企业不仅能够提升员工的创造力和工作满意度，还能为企业带来更多创新的成果，增强企业的竞争力和市场地位。

为了进一步加强企业内部的知识交流环境，促进员工的主动性和创造性，以下策略可以为企业提供更具体的指导：

一是建立增强跨部门交流的平台。企业可以设立专门的跨部门工作组，定期组织跨功能的项目会议和研讨会。这些平台允许员工分享各自的专业知识，学习其他部门的工作流程和挑战，从而开阔视野和思维方式。通过这种方式，员工能够互相启发，产生新的思考和解决方案。此外，企业还可以使用数字工具，如企业社交网络、协作软件等，来支持日常的交流和知识分享，使信息流动更加便捷和高效。

二是成立外部培训与内部工作坊。组织外部培训不仅可以帮助员工获得新知识，还可以拓展其人脉网络。企业应选择与员工工作直接相关或与未来发展相关的培训项目。同时，企业内部可以定期举办工作坊，邀请行业专家或内部高级人员进行主题演讲和案例分析。这些活动不仅提供了学习机会，还增加了员工参与感和归属感。

三是实施激励和奖励机制。为了激励员工积极参与知识共享，企业可以设计具有吸引力的激励机制。例如，为那些在跨部门项目中表现出色或在知识共享活动中有积极贡献的员工提供奖金、额外休假日或职业发展机会。这样的奖励不仅能表彰员工的贡献，还能激励其他员工参与其中。

四是建立支持性的组织文化。领导层应通过身体力行来推广开放和合作的文化。他们应该定期参与跨部门会议，积极听取员工意见，并对优秀的团队和个人给予公开表扬。此外，组织应鼓励一种无惧失败的环境，让员工敢于尝试新方法并从错误中学习。

五是评估和反馈。持续评估知识交流和创造力激励政策的效果至关重要。企业应定期收集员工反馈，了解他们对现有交流平台和激励措施的看法。这可以通过匿名调查、焦点小组讨论或一对一的面谈来进行。根据收集到的反馈，企业应适时调整策略，以确保持续促进知识共享及创新效果最大化。

通过实施这些策略，企业不仅能促进员工的创造性思维和跨部门协作，还能在整个组织内建立起一种持续学习和共享的氛围，最终提高企业的创新能力和市场竞争力。

第三，通过激励措施提升员工的心理感知。企业管理者可以通过分配具有挑战性的工作任务，并在任务开始前明确其挑战性，以此来激发员工的创造力。当员工明确知道工作需要创新和创造时，这种认识本身就是对他们从事创造性活动的一种肯定和激励。

在工作过程中，设定清晰的目标是关键。明确的目标和合理的截止期限可以适当地增加时间压力，从而激发员工的创造力，且不会造成过大的心理负担。同时，营造一个舒适的工作环境也极为重要。这种环境应该是相对独立且宽敞的，可以让员工感到安全和自由，这样他们才能更容易地全情投入工作，并激发创造力。

促进工作之外的社会化交流也不容忽视。增强社交活动不仅可以扩展沟通渠道，还有助于加深领导和员工之间的相互理解。在一个开放且互相尊重的环境中，员工更容易分享自己的见解和想法，从而增加创新思维的可能性。这些策略的结合不仅能够提升员工的个人能力，还能促进团队整体的创造力和效率。

深化对通过激励手段提升员工心理感知以促进创造力的策略，我们可以从以下几个维度进行详细探讨：

一是设定挑战性任务。挑战性任务本身就是一种激励，因为它们可以激发员工的成就感和自我实现的动力。管理者应精心设计这些任务，确保它们既有挑战性，又符合员工的技能和职业发展目标。为了更有效，挑战性任务应该与员工的个人兴趣和长期职业目标相匹配，从而强化其内在动机。

二是明确沟通任务目标和期望。明确的目标设置对于激发员工的创造力至关重要。管理者需要清楚地传达每个任务的具体目标、预期成果以及完成的时间框架。这种透明度不仅帮助员工理解他们的工作目标，而且通过设定适度的期限来提供一种健康的压力，这种压力被证明可以激发创造力和提高效率。

三是营造支持性的工作环境。舒适的工作环境对于促进创造力至关重要。包括物理环境的舒适性，如适宜的光线、温度、噪音控制，以及提供功能性的工作站和休息区。此外，支持性环境还应包括心理安全感，员工应感觉自由表达自己的想法和提出批评，而不必担心负面后果。

四是促进跨部门和非正式交流。增加跨部门的互动和非正式的社交活动可以增强团队合作，激发新的创意。组织可以定期举办团队建设活动、工作坊和非正式聚会，鼓励员工在轻松的环境中交流想法。这样的交流不仅可以加深员工之间的个人联系，还可以激发新的业务想法和创新解决方案。

五是实施动态反馈机制。提供持续和及时的反馈是激励员工持续改进和创新的关键。反馈应该是具体的、有建设性的，并且以支持和指导为导向。管理者应该鼓励员工对自己的工作进行自我评估，并定期与他们讨论其进展，提供帮助和资源以克服挑战。

通过实施这些策略，企业不仅能够激发员工的创造力，还能建立一个积极、互助和创新的工作文化，从而在激烈的市场竞争中保持竞争力。

第四，增强组织支持感以激发员工的创造力。在追求个人价值实现的同时，员工特别重视来自组织和同事的认可。由于大多数员工受过良好教育，他们倾向于在工作中独立思考，并且面对激烈的职场竞争，自尊心较强，特别注重工作带来的成就感。此外，在高压的工作环境中，员工的心理敏感性增强，使得组织的支持对他们显得尤为关键。

为了增强员工的组织支持感并激发其创造力，企业需要实施一系列多样化的措施。首先，物质激励是必不可少的。对于主要由年轻的知识型员工构成的企业来说，薪酬和福利等物质奖励仍然是他们非常重视的方面。企业应确保提供具有竞争力的薪酬结构，以稳定和激励创新团队。

除了物质奖励外，加强管理层与员工之间的情感沟通同样重要。管理者应采取措施确保员工在工作中保持良好的情绪状态。良好的情绪有助于员工开阔思路，提高工作积极性，从而增强创造性表现。这包括定期的一对一交流、团队建设活动以及提供有效的工作和心理压力管理资源。

综上所述，通过结合物质奖励和心理及情感支持，企业不仅能够提高员工的满意度和忠诚度，还能激发他们的创造潜力，推动组织整体的创新和发展。

为深入研究如何通过增强组织支持感来激发员工的创造力，企业可以考虑以下更为详细的策略和实施步骤：

一是完善的薪酬和福利制度。提供竞争性的薪酬和福利制度是基础，但要确保它们与员工的努力和创新能力相匹配。除了基本的薪资之外，企业可以设计包括股票期权、绩效奖金、特殊贡献奖等在内的激励方案，以奖励那些创新成果显著的员工。此外，非金钱性的福利，如灵活的工作时间、远程工作选项、职业发展和教育培训机会等，也能大大增加员工的满意度和忠诚度。

二是建立开放和包容的企业文化。企业文化对于激发员工的创造力起着决定性作用。一个开放、透明且鼓励创新的企业文化可以激励员工提出新想法，并对现有流程提出改进意见。管理层应该通过定期举行创意分享会、创新工作坊和思维导图训练等活动，来促进这种文化的建立和发展。

三是强化领导与员工之间的交流。优秀的领导能力是提升组织支持感的关键。领导者需要通过有效的沟通来理解员工的需求和期望，并给予相应的支持和资源。定期的反馈会议、开放日和领导力培训可以帮助管理层更好地与员工建立信任关系，这对于增强员工的安全感和归属感至关重要。

四是提供心理健康支持。考虑到高压环境下员工的心理健康问题，企业应提供包括心理咨询服务、压力管理研讨会和健康生活方式的指导等在内的心理健康支持。这些支持服务可以帮助员工有效管理工作与个人生活之间的压力，从而在工作中保持更好的心态和更高的创造力。

五是促进工作与生活的平衡。工作与生活的平衡对于维持员工的创造力至关重要。企业应鼓励员工利用灵活的工作安排，确保员工有足够的时间与空间来恢复体力和精神力，从而在工作中保持高效和创新。例如，通过实施弹性工作时间、提供带薪休假等措施，帮助员工有效平衡工作和生活。

通过上述措施，企业不仅能提升员工的组织支持感，还能激发他们的创造力，为企业带来长远的发展和竞争优势。这些措施的实施需要企业高层的坚定承诺和系统的规划，以确保每一项策略都能得到有效执行和持续改进。

第四节　研究不足与展望

本研究由于存在主客观等多方面原因，仍存在一些不足，有待后续研究进一步的完善，不足之处主要表现在：

第一，在样本选取方面，本研究由于时间和资源的限制，采用了随机调查和抽样方法，样本主要来源于贵阳高新区的几家高新技术企业的员工。这种方法虽然便捷，但样本的地理局限性可能影响了研究结果的普遍适用性和外推性。因此，尽管所得数据为研究提供了初步见解，但其代表性和适用于更广泛地区的能力受到限制。未来的研究应考虑扩大样本的地理覆盖范围，以增强研究结果的广泛性和可靠性。这不仅能提高研究的整体质量，还能更好地理解不同地区间可能存在的差异。

第二，在量表选取方面，本研究采用的是经国内研究者修改和翻译的国际量表。虽然这些量表已被调整以适应中国的文化环境，但中西方文化之间的根本差异可能影响其在国内应用的准确性和有效性。因此，尽管这些量表为本研究提供了基础工具，其是否能够完全适应并准确代表中国情境下的复杂性和特点，仍需通过更为广泛的本地化研究来进一步验证和精细化。未来的研究应重点关注这些量表的文化适应性，以确保研究结果的普适性和可靠性。

第三，在研究方法方面，本研究主要通过问卷调查收集数据，这些问卷针对的是员工在特定时间点的状态和感知，包括心理授权感知、知识共享、挑战性与阻碍性工作压力、组织支持以及员工创造力等变量。然而，这些变量之间的关系本质上是持续且动态发展的，可能随时间和环境的变化而发生变化。因此，尽管问卷调查提供了重要的瞬时数据，但本研究的结论可能无法充分捕捉和解释这些变量之间长期和动态的互动关系。这一点表明，未来的研究可能需要采用纵向研究设计，通过跟踪同一群体的变化来更好地理解这些变量如何随时间演变，并影响员工的行为和性能。这种方法能够提供关于因果关系和变量间互动的更深入见解。

第四，在理论模型方面，本研究主要关注了个体层面的变量，如自变量和因变量，涉及心理授权感知、知识共享、工作压力、组织支持和员工创造力等。虽然这些个体行为的分析在某种程度上揭示了组织整体创新能力的构成元素，但个体的创造行为并不总能直接反映组织的创新水平。组织创新通常涉及更广泛的团队和部门层面的协作与创新输出，而非单一员工的贡献。因此，若将因变量设定在组织层面，如团队的创造力产出或整个组织的创新能力，可能会为理论和实践带来更深远的意义。这种模型调整能更全面地反映组织创新机制，并能提供关于如何通过增强个体能力和团队协作来优化组织整体创新能力的实际指导。未来的研究可以探索群体和组织层次的变量，通过比较不同层级的创新行为，来更全面地理解和促进组织内的创新文化和实践。这样的研究不仅能够深化我们对创新动态的理解，还能帮助管理者制定更有效的策略来激发组织的整体创新潜力。

综合以上本研究的几点局限，后续研究可以进一步改进和拓展。为加深对提出的改进方向的理解，我给出具体的实施策略和示例，以下是对每项改进方向的详细阐述：

一、扩大取样范围

1. 进行全国多点抽样调研。应用分层随机抽样技术，选择不同省份的城市作为样本点，确保包括东中西部的不同经济发展水平地区，从而获得更具代表性的数据。例如，可以选择北京、成都、贵阳和兰州等城市，这样的选择可以帮助研究者理解地区差异对研究结果的影响。

2. 多渠道收集数据。结合线上和线下调查，利用微信、QQ 群等社交媒体平台发布电子问卷，同时在一些企业内部通过纸质问卷进行现场调查。这种混合方法能够最大限度地提高参与率和数据的多样性。

3. 确保数据质量。通过提供小额在线支付、礼品卡等作为填写问卷的激励，可以有效提高参与者的积极性和问卷的完成率，确保获得高质量数据。

示例：

考虑到不同地区文化和经济发展水平的差异，比如东部沿海城市与西部内陆城市在工作压力感知和组织支持感方面可能存在显著差异。在全国范围内进行调研可以捕捉到这些差异，从而使研究结果更具普遍性和适用性。

二、选取合适量表

1. 量表开发。加强国内心理学和管理学专家合作，对国际量表进行本土化修改，确保量表中的每一项都能准确反映中国员工的实际情况。例如，调整表述方式，使其更符合中文表达习惯。

2. 文化适应性测试。在正式研究前，通过预调研来测试量表的文化适应性，比如使用探索性因子分析（EFA）和验证性因子分析（CFA）来检验量表结构的一致性和稳定性。

示例：

在调整工作自主量表时，可能需要考虑中国企业的等级制度和管理风格的特点。在西方文化中有效的自主性量度可能在中国文化中不适用，因为中国员工可能更重视集体决策和领导指示。

三、改进研究方法

1. 纵向研究设计。设计一个跨越多年的研究项目，定期跟踪同一批受访者，记录他们在心理授权感知、创造力等方面的变化。这种方法有助于识别和解释变量之间的因果关系。

2. 多方式调研。结合定量的问卷调查和定性的深度访谈或案例研究。例如，可以在问卷调查后选择部分参与者进行深入访谈，以获取更深层次的数据和见解。

示例：

进行一个为期三年的纵向研究，每年对相同的员工群体进行一次调查，以观察他们的心理授权感知如何影响其创造力的发展。此外，通过在研究初期和末期进行深度访谈，研究者可以更好地理解数据背后的动态变化。

四、拓展研究领域

1.引入新的变量。研究新的变量如文化价值观、工作满意度等，以及它们如何与心理授权感知和创造力相互作用。这有助于深化对现有理论的理解。

2.开展跨学科研究。结合心理学、社会学和管理学的视角，探讨它们如何共同影响员工的行为和表现。

示例：

加入工作—家庭平衡作为一个变量，研究它如何影响心理授权感知和员工创造力。此外，考虑文化价值观对心理授权感知的可能影响，比如集体主义与个人主义倾向如何在不同文化背景下影响员工的感知和行为。

通过这些具体的改进策略和示例，未来的研究可以在更加广泛和深入的基础上进行，从而提高研究的质量和实际应用价值。

第九章

心理授权变量与工作创造力变量的研究拓展

第一节　心理授权变量的研究拓展

员工心理授权是组织管理实践中的一个重要概念，涉及赋予员工在其工作中更大的自主性和控制力。这一概念不仅对提高员工满意度和工作绩效有着直接影响，还对组织的创新能力和整体成功至关重要。鉴于心理授权的多方面影响，拓展研究可以从多个角度深化对其影响机制和效果的理解。

一、跨文化研究

心理授权的影响可能在不同文化背景下表现出显著差异。跨文化研究可以探索如何在不同的文化环境中有效实施心理授权策略。例如，集体主义文化与个人主义文化在员工期望和接受授权的程度上可能存在差异。研究可以探索不同文化背景下员工如何感知心理授权，以及这种感知如何影响他们的工作态度和行为。

心理授权作为一种组织管理实践，其影响在不同的文化环境中表现出显著差异。跨文化研究能够帮助组织更好地理解在全球化背景下如何有效实施心理授权策略。以下是详细阐述和实例说明心理授权在不同文化背景下的应用和影响。

不同的文化背景会对员工的工作价值观、期望和行为产生影响，这些因素会进一步影响心理授权的接受度和效果。例如，集体主义与个体主义文化：在集体主义文化中，员工更倾向于强调团队和组织的利益，可能不像个体主义文化中的员工那样重视个人自主和控制。因此，在集体主义文化中实施心理授权时，需要更多地强调团队合作和组织目标的共享，而在个体主义文化中，则可以更加强调个人责任和自主决策的重要性。权力距离：权力距离是指社会成员对权力分配不平等的容忍程度。在权力距离大的文化中，下属可能不期望获得有太多的自主权。因此，在这些文化环境中实施心理授权可能需要更多的沟通和逐步引导。相反，在权力距离小的文化中，员工更期望在工作中拥有自主性和平等的沟通。

案例分析：

在一个典型的个体主义国家，心理授权策略可能包括让员工自行设定工作目标、自由选择完成任务的方法，或者在没有过多监督的情况下自主管理项目。这种做法在员工中通常会受到欢迎，因为这符合他们追求个人成就和自主的文化价值观。相比之下，一个集体主义和高权力距离的文化，心理授权的实施可能需要更多的团体协商和上级的引导。例如，领导可能需要首先在团队会议中明确团队目标和每个成员的角色，然后在一定的框架内给予员工决策的自由度。这样的授权方式不仅体现了企业文化中对权威的尊重，同时也促进了团队合作。在一个权力距离较大的企业，心理授权可能需要领导先进行明确的任务指派和期望设定。随后，领导可以逐步引入授权措施，如提供反馈和支持，而不是直接放手让员工自行决策。这种逐渐的授权方式有助于保持组织结构的稳定性，同时慢慢培养员工的自主能力。

分析结论：心理授权的跨文化研究显示，有效的管理策略需要根据不同文化背景进行调整。了解文化差异如何影响员工对授权的接受和反应，可以帮助组织更有效地设计和实施心理授权策略，从而在全球范围内提高员工的工作满意度、效率和创造力。通过细致入微的文化适应性研究，组织能够更好地满足不同文化背景下员工的需求，实现全球战略的成功。

心理授权作为一种提升员工参与度和满意度的管理实践，在不同文化背景下展现出其复杂性和多样性。跨文化研究揭示了文化差异对心理授权策略有效性的影响，并在全球化背景下为管理者提供了有效实施心理授权的指导。

要深入理解文化差异对心理授权的影响，我们需要具体探讨每种文化特征如何具体影响心理授权策略的设计和实施。这里，我会更详细地阐述各种文化维度的考虑因素以及如何适应不同的文化环境以优化心理授权策略。

（一）权力距离

在权力距离较高的文化中，员工通常期望领导层提供明确的指导和方向。在这种环境下实施心理授权，策略可以更注重于逐步增加员工的决策自主性。一开始，管理者可以设置具体的任务和目标。随着时间的推移，逐步扩大员工的决策范围，如从选择工作方法到参与战略规划的讨论。

案例分析：

在一个具有高权力距离的组织中，初始阶段，领导可能会设定团队目标和关键绩效指标（KPIs）。随着员工熟悉工作和展示出可靠性，领导可以允许员工在给定的框架内实施自主决策，并逐步参与更广泛的战略规划。

在权力距离较低的文化中，员工更倾向于参与决策和拥有较高的自主权。这里，心理授权可以包括员工早期参与项目规划阶段，甚至在项目启动初期就让他们提出自己的见解和建议。在一个权力距离较低的公司，一个新项目的策略可能会通过一系列创意研讨会形成，所有团队成员都可以提出创意和反馈，这些意见直接影响项目的最终方向。

（二）集体主义与个体主义

在集体主义文化中，心理授权策略应当强调为团队目标服务。这可能涉及团队成员共同制定工作目标和计划，以及实施团队基础的激励措施，强调集体成功的重要性。

案例分析：

在集体主义文化中，一家公司可能会组织团队建设活动，使团队成员共同决定接下来几个月的重点工作方向，并通过团队表现来评定奖励。

在个体主义文化中，心理授权策略可以集中于提升个人的创新和自主决策能力。个人可以在满足自身职业发展目标的同时，对其工作方式有更多的控制权。在一个强调个体主义的公司中，心理授权可能表现为对员工进行一对一的职业规划会谈，确定他们的长期职业目标，并为他们定制具体项目或任务以匹配他们的技能和兴趣。

（三）不确定性回避

在高不确定性回避的文化中，心理授权需要结合较为详细的指导和清晰的期望设定。管理者在引入新的自主权措施前，应确保所有细节和步骤都被清楚解释，以减少员工的不安感。

案例分析：

在这种文化中，引入新的自主工作方式前，可能需要先通过多次工作坊和培训会议来介绍和解释变动，确保员工能够在新系统中找到他们的位置。

在低不确定性回避的文化中，心理授权策略可以更灵活，允许更多的试验和错误。在这类文化中，员工可能被鼓励尝试新方法，并通过实践来学习和适应。在低不确定性回避的环境中，一家初创公司可能会允许员工在没有严格指导的情况下开展项目，鼓励他们自发寻找解决问题的新方法，即使这中间可能会遇到失败。

通过这些深入的分析和案例，我们可以看到不同文化背景下心理授权的实施策略应当如何调整，以适应不同的工作环境和员工期望。

分析结论：文化维度理论，如对权力距离的容忍度、个体主义与集体主义的倾向，以及对不确定性的回避程度的理解，为深入探讨不同文化对心理授权感知的影响提供了理论基础。例如，在高权力距离的文化中，员工可能不期望获得过多的自主权，因此，在这些文化环境中实施心理授权可能需要更多的沟通和逐步引导。相反，在低权力距离的文化中，员工更期望在工作中拥有自主性和平等的沟通。

在个体主义文化中，员工倾向于通过个人努力取得职业成功，心理授权可以直接增强个体的责任感和创新能力。而在集体主义文化中，心理授权策略应更多地强调团队合作和集体成就，以便员工更好地融入这些文化的工作环境。

不确定性回避的文化特征也显著影响心理授权的接受度和效果。在不确定性回避程度高的文化中，员工可能对于自主性和灵活性有较高的抗性，授权实施需要结合明确的指导和规范，以减少由于未知和变化引起的焦虑。

全球化的组织在实施心理授权策略时，需要考虑到跨文化差异，并采取适应性措施，以确保所有文化背景的员工都能感受到被赋予权力的正面影响。例如，文化适应性培训可以为管理者和员工提供关于如何在不同文化中理解和应用心理授权的培训。这种培训有助于提高对不同文化期望的敏感性和适应能力。

灵活的策略调整根据员工的文化背景调整授权的程度和方式是另一种方法。例如，在一个强调团队合作的文化中，授权策略可能需要更多地强调团队协作和集体决策。而在强调个人成就的文化中，则可以更加重视提升个人的自主决策能力。

反馈和沟通机制的建立也是提高心理授权效果的重要手段。通过建立一个全面的反馈系统，使员工能够表达他们对心理授权感知的看法和感受，管理者可以据此调整授权策略，确保其有效性和适应性。

定期评估心理授权策略的效果，特别是其在不同文化背景中的影响是必要的。通过使用调查、访谈和其他反馈工具来收集数据，并基于评估结果不断优化授权实践，可以帮助组织在不同文化中更有效地实施心理授权，从而在全球范围内提高员工的工作满意度、效率和创造力。通过综合考虑文化差异并采取定制化的管理实践，组织可以最大化地实现心理授权的积极效果，实现全球化战略的成功。

二、心理授权与领导风格

研究可以进一步探讨不同领导风格如何影响心理授权的实施和效果。例如，变革型领导与交易型领导风格在推动员工心理授权方面可能有不同的效力。研究可以考察特定领导风格如何通过心理授权激发员工的潜能，并探索最佳的领导行为模式以促进心理授权的积极结果。

心理授权与领导风格密切相关，领导者如何行使其影响力、做出决策以及与下属互动，对员工的心理授权感知产生重大影响。领导风格不仅影响员工的工作满意度和绩效，还塑造了员工的创造力和参与度。本节将探讨不同领导风格如何影响心理授权，并通过实例说明这些影响。

（一）变革型领导与心理授权

变革型领导强调通过鼓舞和激励来提升团队的动力和绩效，通常与较高水平的心理授权相关。变革型领导者通过建立愿景、激励关注、个体关怀和智力激励四个维度与下属互动。建立愿景：通过提供清晰的方向和未来展望，员工能看到其工作的更大意义和目的。激励关注：通过强调团队的重要价值和成就，增强员工对任务的投入和责任感。个体关怀：关注每个员工的需要和成长，为其职业发展提供支持。智力激励：鼓励员工探索新方法和创新思维，通过挑战现状来促进个人和团队成长。

案例分析：

在一家科技创新公司中，CEO 采用变革型领导风格，定期与员工进行一对一会谈，了解他们的职业目标和挑战。通过这种方式，CEO 不仅传达了组织的长远目标，也强化了员工在达成这些目标中的关键作用，从而显著掼高了员工的自主性和创新能力。

（二）交易型领导与心理授权

交易型领导侧重于目标的设定和达成，强调奖励和惩罚机制。这种领导风格可能在提供明确的结构和期望时支持心理授权，但过于依赖外部激励可能限制员工的创造性思维。目标明确：通过设定清晰的目标和期望，员工知道为达到什么结果而工作。奖励系统：建立有效的奖励系统，鼓励员工达成目标。

案例分析：

在一个销售驱动的企业中，销售经理使用交易型领导方法，为销售团队设定月度销售目标，并与奖金直接挂钩。这种方法确保了目标的明确性和紧迫感，但可能使员工过分关注短期结果而忽视长期的创新和个人成长。

（三）参与型领导与心理授权

参与型领导强调共享决策权，让员工参与决策过程，从而增强员工的自主性和责任感。共享决策：领导者邀请员工参与重要决策的过程，增加员工的参与感和影响力。团队合作：鼓励团队内部协作，共同解决问题。

案例分析：

在一个多元化的国际项目团队中，项目经理采用参与型领导风格，定期组织策略会议，邀请所有团队成员提出改进方案并投票决定实施计划。这种做法不仅增强了团队成员的责任感，也促进了创新思维的发展。

分析结论：不同的领导风格对心理授权的影响差异显著，理解这些差异对于有效地管理和激励员工至关重要。通过结合组织的具体需求和文化背景，选择和培养合适的领导风格，可以最大化心理授权的积极效果，进而促进员工的满意度、参与度和创造力。在实际操作中，领导者应灵活运用不同的领导策略，根据团队和任务的特点调整自己的领导方式，以实现最佳的管理效果。

心理授权与领导风格的关系在组织管理中占据核心地位，因为领导者的行为和决策方式直接影响员工的自主性、参与度和整体工作态度。理解和实施有效的心理授权策略需要深入掌握领导风格如何塑造员工的工作体验及其对工作环境的感知。

变革型领导者通常通过激励、灵感和个性化关注来提升团队动力和绩效，这种领导风格与心理授权高度相关。这类领导者擅长传达组织的愿景和目标，使员工明白自己的工作如何与组织的成功直接相关。通过赋予员工更大的责任和决策自由，变革型领导者可以激发员工的创新和问题解决能力。例如，一个项目经理可能会鼓励团队成员提出新的项目策略并实施它们。这种授权增加了员工的投入感和对工作的热情，同时也提升了团队的整体创造力和效率。

相对于变革型领导，交易型领导风格则更侧重于目标的设定和达成，强调明确的奖励和惩罚机制。这种方法在短期内可以有效提升团队绩效，因为它基于明确的绩效标准来激励员工。然而，过分依赖外部激励可能会限制员工的创造性思维，因为员工可能更关注于达到即时的业绩指标而忽视长期的个人和组织成长。在极端的情况下，这可能导致员工对工作的投入感和满意度下降，因为他们可能感觉到工作只是为了满足短期目标而不是为了实现个人职业的长远发展目标。

参与型领导风格通过共享决策过程来增强员工的自主性和责任感，适合需要高度协作和创新的工作环境。参与型领导者倾向于与员工合作，共同制定工作策略和解决方案，从而提升了员工的参与度和工作满意度。这种互动确保了员工在决策过程中的声音被听到，增强了他们的责任心和对组织的承诺。

在全球化和技术快速发展的当今工作环境中，领导者面临着挑战，需要适应多变的环境并实施有效的管理策略。心理授权的实践表明，灵活运用不同的领导风格，根据团队和任务的特定需求调整领导方法，是提高团队绩效和员工满意度的关键。通过定期培训、反馈和适应性调整，领导者可以不断提升自己的领导能力，更好地满足员工和组织的需求。

综上所述，心理授权与领导风格的有效结合不仅可以提高员工的自主性和创造力，还可以增强他们对组织目标的承诺和忠诚度。领导者应该持续学习和适应不同的领导策略，以满足不断变化的组织需求和员工期望，从而在全球竞争中保持组织的活力和创新能力。

三、心理授权与技术创新

随着远程工作和数字化工作场所的兴起，研究心理授权在这些新环境中的角色和影响尤为重要。研究可以探讨如何在技术驱动的工作环境中实施心理授权，以及这种授权如何影响员工的技术接受度、创新行为和团队协作，也可以考察新技术如何作为工具和平台来支持心理授权的实施。

在现代工作环境中，技术的快速发展对组织结构和员工行为产生了深远的影响。心理授权在这一背景下尤为关键，因为它直接影响员工如何利用新技术来提升工作效率和创新能力。心理授权与技术创新之间的关系涉及如何通过授权策略优化技术的使用，以及如何通过技术创新增强员工的自主性和参与度。

（一）心理授权促进技术的接受和使用

心理授权通过提高员工的自主性和控制感，使员工更愿意接受和使用新技术。当员工感觉到他们有权决定如何在日常工作中利用技术时，他们不仅更有可能探索这些技术的潜力，而且更能发挥出这些技术的最大效用。

案例分析：

在一家大型软件开发公司中，管理层决定引入新的项目管理工具来提高团队的协作效率。实施过程中，领导层采取了心理授权的策略，鼓励员工参与工具选择和定制过程。员工能够提出他们的需求和建议，从而选择最适合团队工作流程的工具。这种参与感让员工更加积极地接受新工具，同时也加快了技术的融入和利用效率。

（二）心理授权通过技术创新提升工作效率

技术的引入和创新为员工提供了执行任务的新方法，心理授权可以增强这些技术的有效利用。当员工被授权去探索和利用新技术时，他们不仅能改善工作流程，还能创造出新的解决方案来应对工作中的挑战。

案例分析：

在一家电子商务公司，管理层引入了人工智能（AI）工具来优化客户服务流程。员工被鼓励自主决定如何使用这些 AI 工具来实现与客户个性化的互动，提高服务质量。这种心理授权不仅提高了员工对使用新技术的热情，还促使员工进行创新思考。

（三）技术创新促进心理授权的实施

随着远程工作和虚拟团队的普及，技术也成为实施心理授权的一种手段。通过提供远程工作工具和平台，组织可以跨越地理限制，赋予员工更大的工作自主权和灵活性。

案例分析：

一个跨国公司采用云计算平台来支持其全球团队的协作。这项技术使员工无论身在何处都能访问必要的文件和资源，进行协作和创新。这种技术支持不仅提升了员工的工作灵活性，也强化了他们的心理授权感，因为员工能够根据自己的时间和工作偏好来安排任务。

分析结论：心理授权与技术创新之间存在着复杂的互动关系。通过心理授权，员工可以更好地接受和利用技术创新，而技术创新本身也提供了新的机会来实施心理授权。为了最大化地实现这种互动的积极效应，组织需要确保技术创新与员工的工作需求和心理预期相匹配。此外，组织应该提供持续的技术培训和支持，以帮助员工充分利用这些工具，促进工作效率和满意度的提升。通过这种方式，组织不仅能够增强员工的工作动力，还能在竞争激烈的市场中保持领先地位。

在当今快速发展的技术时代，组织不断引入新技术以提升工作效率和市场竞争力。然而，单纯的技术投入并不能保证成功的业务成果，除非这些技术得到员工的积极接纳和有效利用。在这一过程中，心理授权发挥着至关重要的作用，因为它影响员工对技术变革的态度和参与度。心理授权不仅增强员工对新技术的接受度，还激发他们通过技术创新来优化工作流程和提高生产效率。

心理授权可以通过多种方式促进技术的接受与应用。首先，当员工感到他们在决策过程中有发言权时，比如在选择新工具或平台时能够提出建议和反馈，他们更有可能积极接受并有效使用这些技术。这种参与感不仅增加了员工对技术变革的心理认同，还促进了他们对工作的整体投入。例如，在一个大型跨国公司中引入新的客户关系管理系统时，管理层可以邀请来自不同部门的员工参与软件的选择和定制过程中。这种策略不仅确保了技术解决方案符合实际工作需求，还增强了员工的授权感，从而加速了新系统的采用率，提高其使用效率。

另外，技术自身也可以作为实施心理授权的工具，特别是在支持远程工作和提高工作灵活性的情况下。现代技术，如云计算和移动应用，使员工能够在任何时间和地点访问工作资源，从而大大增强了工作的自主性和灵活性。这种通过技术赋能的自主性不仅提高了员工的满意度和忠诚度，而且通过平衡工作与生活，提升了员工的整体福祉和效率。例如，一家全球咨询公司实施了一套高效的项目管理软件，使项目团队成员无论身在何处都能够实时更新任务进度。这种技术赋予员工高度的灵活性和控制权，极大地增强了团队的协作效率和创新能力。

技术创新还改变了团队之间的交流方式，提高了协作的效率和创新的可能性。实时协作工具如视频会议和共享文档平台促进了知识的快速分享和创意的即时反馈，这些都是创新过程中不可或缺的元素。通过这些工具，团队成员能够更有效地集思广益，迅速解决问题，从而加速完成项目。

总之，心理授权和技术创新之间存在着密切且复杂的相互作用。为了最大化地实现这种相互作用的积极效应，组织需要确保技术部署与员工的心理授权策略相辅相成。实施新技术时，不仅要提供必要的技术支持和培训，还需要确保这些技术符合员工的工作需求和心理预期。通过这种方式，组织不仅能够增强员工的工作动力，还能在日益竞争激烈的市场中保持创新和领先地位。

四、心理授权与员工福利

研究可以扩展到心理授权对员工整体福利的影响，包括工作生活平衡、职业满意度和心理健康等方面。通过探索心理授权如何帮助员工更好地管理工作压力和增强其对职业生活的满意度，可以为组织提供关于如何创建更具支持性的工作环境的见解。

心理授权在现代组织中越来越受到重视，特别是它与员工福利之间的联系。这种授权不仅关乎任务和角色的自主性，还深刻影响员工的整体福祉和工作满意度。心理授权通过增强员工的自主性、能力感和对工作的影响力感，直接提升他们的职业生活质量，进而改善他们的心理健康和生活满意度。

（一）心理授权与员工福利的关系

心理授权认为，当员工在工作中感受到高度的自主性、能力和影响力时，他们更有可能展现出更高的工作投入性和创造性。这种授权感使员工能够对自己的工作环境有更多的控制感，减少职业压力，提高工作满意度。此外，心理授权还能促进员工对其工作的情感投资，增强他们对组织的忠诚度和归属感。

案例分析：

在一家国际科技公司中，实行弹性工作时间制度允许员工根据个人情况安排工作和生活，这是一种心理授权的体现。管理层通过这种方式传递信任，表明他们相信员工能够管理自己的时间并完成工作任务。这种策略不仅减少了员工的通勤压力，还能更好地实现工作与生活的平衡，从而增强员工的整体福利感。

另一家公司为员工定期开展职业培训或召开发展研讨会，使员工有机会提升自己的技能并承担更大的责任。这种做法提高了员工的能力感和自我效能感，使员工不仅在现有岗位上感到满意，还对未来的职业发展抱有积极的期待。这种通过教育和职业成长机会的授权，直接提高了员工的职业满意度，增强其组织承诺。

在一家制造企业中，管理团队邀请员工参与改善生产流程的决策。通过工作坊和会议，员工可以提出改进建议并参与制定计划。这种授权策略使员工感觉自己的意见被重视，增强了他们对工作过程的控制感和参与感，从而提高了工作满意度，加强了团队协作精神。

分析结论：长期来看，心理授权对员工福利的影响是多方面的。首先，它通过增强工作满意度和职业自尊来改善员工的心理健康。其次，授权的工作环境可以减少工作压力和职业倦怠，因为员工感觉自己能够控制工作环境并对结果产生影响。此外，心理授权还能促进员工之间的正面互动，加强团队合作，这对于构建支持性的工作环境至关重要。

心理授权是提升员工福利的一个重要工具。它不仅仅是一种管理策略，更是一种促进员工整体福祉和提高组织效能的方法。通过实施心理授权策略，组织不仅能够提高员工的工作满意度和生产力，还能够在激烈的市场竞争中保持优势，吸引和保留人才。

在现代企业管理中，心理授权被视为一种核心的组织策略，其对员工福利具有深远的影响。这种管理方式不仅仅关注于提供任务执行的自主权，更广泛地影响着员工的整体生活质量、工作满意度，以及心理健康。

心理授权通过提升员工的自主性来促进工作与生活的平衡。这种自主性允许员工根据个人需求和家庭责任灵活调整工作时间和方式，如远程工作或采用灵活的工作时间表。这种灵活性不仅有助于减少通勤压力，增加与家庭相处的时间，而且有效减轻了工作带来的心理负担，使员工能够在工作与生活之间找到更和谐的平衡点。

心理授权通过增强员工的能力感和影响力感，提升了他们的自我效能感。自我效能感是个体对自己完成任务的能力的信念，这种信念在心理授权的环境中得到了显著提升。员工当感觉到自己对工作有更大的控制权和决策参与度时，会更加积极地投入工作，展现出更高的创造力和生产力。高自我效能感不仅可以增强员工的职业满意度，还能激发他们面对挑战的积极态度。

心理授权还强化了员工的组织归属感和忠诚度。当员工在决策过程中被赋予话语权，感受到自己的意见和努力被组织认可和重视时，他们的组织归属感自然增强。这种归属感促使员工更愿意为组织的目标和利益投入努力，同时也提高了他们的团队合作精神和对组织的忠诚度。

在提升心理健康方面，心理授权通过减少工作压力和增加工作满意度，对员工的心理健康产生积极影响。在一个支持性和授权的工作环境中，员工能够更有效地管理与工作相关的压力和挑战，从而减少职业倦怠和心理疲劳的发生。同时，增加的工作满意度也使员工在工作中感受到更多的幸福感和成就感。

长期来看，心理授权能够显著提高组织的整体效能和生产力。一个授权的工作环境鼓励创新和自我超越，员工在这种环境中更容易发挥其最大潜力，推动组织向前发展。此外，一个能够提供心理授权的组织更能吸引和保留人才，特别是那些寻求更大自主性和职业成长机会的高技能员工。

总结来说，心理授权是一种多维度的管理策略，它通过提升员工的自主性、能力感、归属感和心理健康，不仅优化了员工的工作和生活质量，也增强了组织的内部凝聚力和市场竞争力。因此，现代组织在追求长期发展和员工福利的双重目标时，应当重视并实施心理授权策略。

五、心理授权的界限条件

研究可以探讨心理授权实施的界限条件，包括组织内部政策、工作特性和员工个人特质等因素如何影响心理授权的效果。了解这些界限条件有助于组织更精准地定制心理授权策略，确保其效果最大化。

心理授权作为一种激发员工潜力和提升组织效能的管理策略，虽然具有许多潜在的积极效果，但其实施并非无患无虞。为了确保心理授权策略能够有效实施并达到预期效果，组织需要认识到一些关键的界限条件。这些条件包括组织内部政策、工作特性以及员工个人特质等，它们可能影响心理授权的效果。

（一）组织内部政策

组织内部的政策和规范可以极大地影响心理授权的实施。例如，如果一个组织的文化是高度官僚和等级森严的，那么即使在表面上推行心理授权，员工也可能感觉到实际上仍旧受到严格的控制和监督，从而无法真正体会到被授权的感觉。因此，组织需要确保其文化和政策与心理授权的目标相一致，以促进员工的自主性和创造力。

案例分析：

在一家传统的制造公司中，尽管管理层尝试推行员工参与决策的授权策略，但公司严格的层级审批流程和不灵活的政策限制了员工的实际决策权。结果，这种表面的授权并没有改善员工的工作满意度，也没有提高生产效率。这表明，没有相应的组织文化和政策支持，心理授权策略很难达到预期的效果。

（二）工作特性

不同的工作特性也会影响心理授权的有效性。例如，一些高度程序化和标准化的工作可能不适合实施高度的心理授权，因为这些工作的特性限制了员工的创新空间和决策自由度。相反，那些需要高度创新和个人判断的职位，则更适合采用心理授权策略。

案例分析：

在一家软件开发公司中，由于项目需要高度创新和快速响应市场变化，公司采取了灵活的工作策略，允许开发团队自行决定技术路径和开发进度。这种心理授权极大地提高了团队的创新能力和项目完成质量，反映了工作特性对心理授权效果的重要影响。

（三）员工个人特质

员工的个人特质，如自我效能感、独立性、对工作的热情等，也是影响心理授权的重要因素。员工如果缺乏自我管理的能力或对自主工作不感兴趣，即使组织提供了心理授权，也可能无法有效地发挥其优势。

案例分析：

在一家咨询公司中，一位经验丰富但依赖明确指示的顾问在转向一个需要高度自主和创新的新项目时表现不佳。尽管公司为其提供了广泛的自主权和资源，但由于该员工不习惯于在没有具体指导的情况下工作，导致项目进展缓慢。这说明员工个人是否具有适应性对心理授权的能否取得成功至关重要。

分析结论：理解和识别心理授权的界限条件对于组织制定有效的心理授权策略至关重要。通过考虑组织文化、工作特性以及员工的个人特质，组织可以更精准地设计和实施心理授权策略，从而确保其达到最大化的效果。这不仅有助于提升员工的工作满意度和生产力，还能够增强组织的整体竞争力和创新能力。

心理授权作为提升员工参与度和工作满意度的关键管理策略，在现代组织中扮演着越来越重要的角色。然而，其实施的效果受到多种因素的影响，包括组织内部政策、工作特性以及员工个人特质等。深入了解这些界限条件对于组织更精准地定制和实施心理授权策略具有重要意义。

组织内部的政策和文化是影响心理授权实施的首要因素。在一个高度官僚和等级分明的组织环境中，员工可能难以感受到真正的授权，因为尽管表面上被赋予了更多自主权，实际上仍然受到严格的监管和控制。例如，一家拥有长期固定操作流程和严格监督体系的制造企业，突然宣布实施心理授权，允许员工参与更多的决策过程。然而，如果没有相应地调整其内部审批流程和管理方式，这种授权可能只是形式上的，实际上并未真正转移决策权给员工，从而使得授权策略无法发挥预期的正面效果。

工作的具体特性也决定了心理授权的适用性和效果。一些高度依赖创新和个人判断的职位，如研发工程师或市场分析师，更适合实施心理授权，因为这些工作需要员工展现出高度的创造性和自主性。相反，对于一些高度标准化、重复性强的职位，例如流水线作业或数据录入，过多的心理授权可能不仅无助于提高效率，反而可能导致混乱和效率降低，因为这些工作性质要求高度的一致性和准确性。

员工是否具备相应的个人特质也是决定心理授权成功与否的关键。员工是否具有足够的自我效能感、自主驱动力以及对工作的热情都是影响其能否在授权环境中成功的因素。员工如果不具备自我管理的能力或对自主工作不感兴趣，即使在提供了较大自主权的环境中，也可能感到不适应或缺乏动力。例如，在一家创新型科技公司中，一位技术人员可能因为习惯于在具体指导下工作而难以适应自主决策的工作模式。在这种情况下，即便公司提供了广泛的自由度和资源，员工也可能无法有效利用这些资源，从而影响项目的进度和质量。

为了克服这些界限条件并最大化地实现心理授权的效果，组织需要细致地考察和调整自身的政策，确保它们能够支持和促进员工的自主性。同时，组织应当根据不同的工作特性设计差异化的授权策略，确保每一种工作类型都能得到适当程度的自主权。此外，对于员工的选拔和培训也应当考虑到其个人特质，通过提供适当的培训和支持来帮助员工适应更为自主的工作环境。只有这样，心理授权才能在不同的组织环境中发挥应有的作用，真正提升员工的参与度、满意度以及整个组织的生产力和创新能力。

六、方法论的创新

为了更准确地理解心理授权的复杂性并测量其动态性，可以采用更多创新的研究方法，如实验设计、纵向研究和混合方法研究等。这些方法能够提供更深入的洞察力，帮助研究者更好地理解心理授权在不同情境下的变化和影响。

在心理授权的研究领域中，传统的研究方法通常侧重于使用调查问卷和案例研究来评估授权的感知和影响。然而，这些方法可能无法充分捕捉到心理授权的复杂性和动态变化。因此，采用创新的研究方法成为深入探索和理解心理授权效应的关键。实验设计、纵向研究和混合方法研究是三种可以显著提升研究质量和洞察力的方法。

（一）实验设计

实验设计通过创建控制组和实验组来探索心理授权的具体效果和因果关系。这种方法可以帮助研究者精确地测量在特定变量改变时员工行为和表现的变化。例如，一个组织可以实施一项控制试验，其中一组员工被赋予较高的自主权（实验组），而另一组则保持常规管理模式（对照组）。通过比较两组的工作满意度、生产力和创新能力，研究者可以更准确地评估心理授权的实际效果。

为了更深入地探讨心理授权的研究方法，我们可以通过具体的案例来分析实验设计这种方法在实际应用中的效果和优势。

案例分析：

一家大型软件开发公司希望评估心理授权策略对员工创新能力的影响。公司设置了两组实验对象，一组实行高度自主的工作模式（实验组），另一组继续沿用传统的严格监督和指导方式（对照组）。实施方式：实验组的员工被赋予选择项目、设定时间表和决策过程的自由。对照组的员工则按照以往的管理模式工作，需要频繁报告并获得上级的批准。结果：通过为期六个月的跟踪，实验组的员工展现出显著提高的项目创新性，并能够更快速地解决问题。相比之下，对照组的员工虽保持稳定的生产力，但在创新性方面没有显著提升。

（二）纵向研究

纵向研究通过在较长时间跨度内追踪同一样本群体，能够观察到心理授权的长期效应和变化趋势。这种方法尤其适用于评估授权策略对员工心理健康和职业发展的影响。例如，一项研究可以在实施心理授权措施后，分别在六个月、一年和两年时对员工进行跟踪调查，以监测他们的职业满意度和心理健康状况的变化。通过这种纵向观察，研究者可以了解心理授权的持续效果及其可能随时间产生的动态变化。

同样的，深入地探讨心理授权的研究方法，我们可以通过具体的案例来分析纵向研究这种方法在实际应用中的效果和优势。

案例分析：

一家制造企业为了理解心理授权对员工长期福利的影响，对全体员工实施了心理授权措施，并计划进行为期两年的纵向研究。实施方式：研究开始时，所有员工完成了关于工作满意度、职业发展感知和心理健康的基线调查。随后，在实施新的心理授权政策（如灵活工作时间、参与决策等）后，每六个月对员工进行一次跟踪调查。结果：研究发现，在心理授权政策实施后，员工的工作满意度和心理健康指标逐渐提高。两年后，数据显示员工的职业倦怠显著减少，团队协作精神显著增强。

（三）混合方法研究

混合方法研究结合了定量和定性的研究方法，能够提供更全面的视角来理解心理授权的多层次影响。这种方法通常包括调查问卷（定量数据）和深入访谈或焦点小组（定性数据），使研究者能够从不同角度深入探讨心理授权的影响。例如，研究者可以首先通过问卷收集数据来量化员工对授权程度的感知及其与工作满意度之间的关系，随后通过访谈深入了解员工如何体验和解释这种授权在日常工作中的实际意义和挑战。

案例分析：

一家医疗保健公司希望探索心理授权对员工表现的具体影响，并决定使用混合方法进行研究。实施方式：首先，通过问卷调查收集全体员工对于心理授权感知的定量数据。接着，选取几个不同部门的员工进行深入访谈，以收集关于他们如何体验心理授权和这种授权如何影响他们日常工作的定性数据。结果：定量数据显示高心理授权感知与高工作满意度强烈相关。定性访谈结果揭示了员工对心理授权的正面反馈，他们认为这种策略提升了他们对工作的控制感和职业成就感。同时，一些员工指出在心理授权实施过程中存在的挑战，如对于自主权的过度依赖可能导致决策时的不确定性。

分析结论：通过这三个案例，我们可以看到不同的研究方法能够帮助组织从多角度评估和理解心理授权的影响。实验设计提供了清晰的因果关系证明，纵向研究揭示了政策变化后随时间变化的趋势和影响，而混合方法研究则结合了定量和定性的优势，提供了更全面和深入的理解。这些方法的应用不仅加深了我们对心理授权效果的理解，也为实施更有效的员工管理策略提供了科学依据。

这些创新的研究方法，心理授权的研究能够得到更为精确和深入的理解。这不仅可以帮助学术界更好地理解授权的复杂性，也可以为组织提供实施有效授权策略的实证基础。这种多维度的研究方法有助于揭示心理授权在不同组织文化、工作特性和员工个人特质中的具体表现和效果，从而使组织能够设计出更为精细和适应性强的管理策略，最终促进员工和组织的共同成长。

心理授权作为提高员工参与度和增强工作满意度的有效策略，在实际应用中的复杂性和动态性要求研究者采用更为精细和多样化的研究方法。传统的研究方法虽然在一定程度上能提供洞见，但面对心理授权的多层次和长期的影响，这些方法往往显得不够全面和深入。因此，创新的研究方法，如实验设计、纵向研究和混合方法研究，成为解锁心理授权更深层次影响的关键。

实验设计在心理授权的研究中尤为重要，因为它能够通过设定对照组和实验组来探索授权实施的直接影响。通过精心设计的实验，研究者可以在控制其他变量的情况下，观察到心理授权对员工行为、态度和绩效的具体影响。例如，通过对比实施了心理授权措施的部门与未实施措施的部门，研究者可以有效评估心理授权对员工创新能力、团队协作精神和工作满意度的具体影响。这种方法有助于确立心理授权与员工行为之间的因果关系，从而为实施心理授权的组织提供更为科学的依据。

纵向研究方法能够帮助研究者观察心理授权的长期效果和其随时间产生的动态变化。通过在不同时间点对相同的样本进行跟踪调查，研究者可以捕捉到心理授权如何影响员工的心理健康、职业发展和工作投入。这种研究方法尤其重要，因为心理授权的效果可能不会立即显现，而是随着时间的推移逐渐展现出来。例如，员工在实施初期可能因为适应新的自主权而感到不安，但随着时间的推移，他们可能逐渐习惯并开始积极利用这种新的工作方式，从而提高了工作效率和满意度。

混合方法研究结合了定量和定性的研究方法，这种多维度的方法论能够提供更全面的视角来解读心理授权的影响。定量数据可以揭示心理授权和员工绩效之间的统计关联，而定性数据则能深入探讨员工如何感知这种授权以及它如何影响他们的工作态度和行为。通过实施混合方法研究，研究者可以从不同角度理解心理授权的影响，包括员工的内在感受、团队动态以及组织文化的变化。例如，问卷调查可能显示出心理授权与员工满意度之间的正相关，而随后的深入访谈则能揭示员工是如何体验授权过程中的自主性、挑战以及可能的压力。

采用这些创新的研究方法不仅能够增强我们对心理授权影响的理解，还能帮助组织设计出更为精细和有效的管理策略。通过实验设计、纵向研究和混合方法研究，心理授权的研究能够更精确地评估授权策略的效果，同时为组织提供调整和优化授权策略的依据，从而在不断变化的工作环境中保持竞争力并促进员工和组织的共同成长。

通过这些拓展研究方向，未来的研究不仅能够加深我们对心理授权概念的理解，还能够为组织提供更有效的管理策略，以激发员工潜能，提升组织绩效，促进组织的创新发展。

第二节　工作创造力变量的研究拓展

工作创造力作为推动组织创新和竞争力的关键因素，在管理学和心理学研究中一直受到广泛关注。对工作创造力的研究不仅帮助我们理解个体如何在工作环境中产生新颖有效的想法，而且揭示了促进或阻碍创造力发展的多种因素。随着工作环境的快速变化和技术的日新月异，工作创造力的研究也需要不断拓展和深化，以适应新的挑战。

一、多层次视角的拓展

对工作创造力的研究可以从多个层次进行拓展，包括个体、团队和组织层面，甚至跨组织的网络层面。

（一）个体层面与工作创造力的研究

在个体层面上，工作创造力受多种内在因素的影响，其中情绪与心理健康，以及生涯发展是两个重要的方面。这些因素不仅影响个体在特定时间的创造力表现，而且影响其整个职业生涯中创造力的发展状况。

1.情绪与心理健康

情绪和心理健康状态对工作创造力有显著影响。积极的情绪能够促进创造性思维，增加个体对新奇事物的接受程度，激发探索新想法的动力。相反，负面情绪可能抑制创造力，导致个体对环境的反应能力下降。

案例分析：

在一项针对广告行业的研究中，我们发现那些经历正面情绪激励（如获得认可和奖励）的创意人员，能够生成更多的创新广告方案。例如，一个广告公司实施了一项政策，奖励那些能够提出新广告概念的员工，结果发现在奖励期间，员工提交的创意数量和质量都有明显提升。

反之，长期的工作压力和负面情绪，如焦虑和抑郁，被发现与创造力下降有关。一项对 IT 行业工作者的调查发现，那些处在高压力水平和低满意度的员工，解决复杂问题和提出创新解决方案的能力明显低于其他同事。

2. 生涯发展

个体在其职业生涯的不同阶段，可能会表现出不同程度的工作创造力。这是由于随着经验的积累，个体对其领域的理解更为深入。但同时，固化的思维模式也可能限制创新思维的发展。

案例分析：

在一家科技公司，年轻的软件工程师在刚加入公司时表现出极高的创新能力，他们能够迅速学习和应用最新的编程技术来设计新产品。然而，随着职业生涯的推进，一些工程师变得越来越依赖传统的解决方案，对于尝试全新方法的开放性有所下降。公司意识到这一点后，开始实施定期的职业发展训练，鼓励所有级别的员工继续探索和实验新技术，从而重新激发他们的创造潜力。

同时，个体在不同的生涯阶段可能会因为对工作满意度、职业目标的变化而影响其创造力表现。资深员工虽然在知识和经验上占优势，但他们的创造力可能因为对现状的满意度较高，不愿意寻求改变而有所下降。相比之下，处于职业中期，寻求职业突破的员工可能更愿意尝试新方法来解决问题。

分析结论：个体层面的因素如情绪与心理健康、生涯发展对工作创造力有着直接且深远的影响。组织和管理者应关注这些因素，通过实施积极的心理健康支持计划，提供持续的职业发展机会，以保持员工的创造力。此外，通过理解这些复杂的个体差异，可以更有效地设计创新策略，从而提高整个组织的创新能力和市场竞争力。

工作创造力作为个体在组织中展现创新能力的重要方面，受到多种个体层面因素的影响。为了进一步探讨如何有效提升工作创造力，我们需要深入理解情绪与心理健康以及生涯发展对创造力的具体影响，并探讨实际应用中的策略。

一是情绪的双刃剑效应。情绪对工作创造力的影响是复杂且双向的。积极情绪通常被认为是创造力的催化剂，因为它们可以扩展思维的广度，提高认知灵活性和接受新事物的能力。例如，一项针对创意专业人员的研究表明，当员工经历成功的喜悦、获得成就感时，他们在随后的项目中更能发挥出色的创造力。然而，情绪也有其复杂性，如过度的积极情绪可能导致过度自信，从而忽视潜在的风险。

另一方面，适度的负面情绪如适度的焦虑和压力，有时候也能激发个体的动力，促使其寻找创新的解决方案以摆脱不利情况。然而，长期的负面情绪如抑郁和持续的高压则可能严重抑制创造力，因为它们消耗认知资源，减少心理的弹性和对新奇事物的开放性。

二是心理健康的维护。为了维护员工的心理健康，组织可以提供心理支持服务，如设立心理咨询和压力管理工作坊。同时，通过建立一个支持性和包容性的工作环境，鼓励员工表达情绪和分享压力，也能有效地帮助员工管理情绪，保持创造力。例如，谷歌等公司通过提供灵活的工作安排和丰富的员工福利，帮助员工平衡工作和生活，从而维护其心理健康并促进其创造力。

三是不同职业生涯阶段的创造力表现。在职业生涯的不同阶段，员工的工作创造力表现可能会有所不同。年轻员工可能由于缺乏经验而在一些技术或知识密集型的任务上面临挑战，但他们通常更愿意接受新技术和新概念，展现出高度的创新精神。随着职业生涯的发展，员工积累的知识和经验会增加，但他们的思维可能变得更为固定，创新能力可能因此受限。

四是职业生涯发展的支持策略。为了促进员工在整个职业生涯中保持高水平的工作创造力，组织应该提供持续的学习和发展机会。这包括定期的培训课程、职业规划辅导以及跨部门轮岗机会等。例如，IBM通过其全球员工发展计划，不断激发员工的创造潜能，通过提供不断的学习机会，帮助员工更新知识、技能，以适应新的工作挑战。

综合以上分析，个体层面的因素对工作创造力有着深刻的影响。通过理解和优化这些因素，组织不仅能够提升员工的工作创造力，还能够提高员工的整体工作满意度和组织忠诚度。未来的研究应进一步探索个体特质与环境因素如何相互作用，以及如何通过创新的管理实践来最大化地开发员工的工作创造潜力。

（二）团队层面与工作创造力的研究

团队层面的动因和结构在促进工作场所创造力方面起着至关重要的作用。团队的多样性、领导方式、沟通模式和冲突管理策略都直接影响到团队成员创新思想的产生和实施。

1. 团队多样性

团队多样性涉及团队成员在性别、年龄、文化背景、专业知识和经验等方面的差异。多样性可以增强团队的观点和解决问题的方法，从而增加创新的概率。

案例分析：

一家跨国软件开发公司，组建了一个由不同国籍、不同专业背景的成员组成的团队来开发一个新的多平台应用程序。团队中包括美国的软件工程师、印度的 UI 设计师和中国的市场分析师。这种多样化的团队配置允许从不同文化和技术角度审视问题，最终设计出既符合技术需求又具有广泛市场吸引力的产品。团队成员之间的不同观点促成了创新的解决方案，例如结合了最新的用户界面趋势和本地化需求的功能设计。

2. 团队领导

团队领导的风格和策略对于激发团队创造力至关重要。支持型和变革型领导风格被认为特别有效，因为这些领导风格鼓励团队成员自由表达观点并承担风险。

案例分析：

在一个创业公司中，团队领导采用了变革型领导风格，强调创新和个人责任。领导经常组织创意工作坊，鼓励团队成员不受限制地提出新想法，并对实施过程中遇到的问题进行实时反馈。此外，通过定期的团队建设活动和非正式会议，领导成功地营造了一个开放和互信的团队氛围，使团队能够在新项目开发中快速迭代和改进。这种领导方式不仅提高了团队的整体创造力，也帮助团队在竞争激烈的市场中快速成长。

3. 沟通与协作

有效的沟通和协作是团队创造力的另一个关键因素。团队成员需要能够自由地交流思想，并且在寻求和评价这些想法时能够相互支持。

案例分析：

在一个设计团队中，通过定期的"创意午餐"会议，团队成员被鼓励在非正式的环境中分享他们的想法和灵感。这些会议不仅仅是讨论正在进行的项目，还包括任何可能激发创新的外部内容，如艺术、科技发展或其他行业的趋势。这种开放的沟通促进了团队内部知识的交流，使团队能够从多个角度分析问题，并且产生了许多创新的设计概念，这些概念后来被成功转化为市场上的热门产品。

4. 冲突管理

在团队中管理冲突也非常关键，因为处理不当的冲突会抑制创意的表达。有效的冲突管理不仅可以解决问题，还可以从冲突中挖掘创造性的机会。

案例分析：

在一个项目管理团队中，团队经理采用一种积极的冲突解决策略，鼓励团队成员表达并探索他们在项目方向上的分歧。通过组织解决方案导向的会议，团队不仅解决了现有的问题，还发现了改进工作流程和提高客户满意度的新方法。这种积极的冲突管理策略帮助团队将潜在的负面影响转化为创造新价值的机会。

分析结论：团队层面上的多样性、领导风格、沟通策略和冲突管理等因素对工作创造力有着直接和深远的影响。通过优化这些因素，团队不仅能够提升创造力，还能在复杂多变的工作环境中保持竞争力和适应力。团队和组织领导者应该认识到这些动态因素，并采取措施来培养支持创新的团队文化，最终促进组织的整体创新和成功。

在探讨团队层面上对工作创造力的影响时，深入理解团队构成、运作方式和外部环境如何共同作用于创造力的发展是至关重要的。团队的多样性、领导风格、沟通策略及冲突管理都是影响团队创造力的关键因素。这些因素相互作用，形成一个复杂的网络，影响团队如何生成和实施创新想法。

一是深化对团队多样性的理解。团队成员的多样化背景为组织提供了不同的视角和技能，这对于解决复杂的问题和产生创新解决方案是非常有利的。然而，要有效利用团队的多样性，就必须确保团队内部存在高度的包容性和开放性，以便每位成员都能自由地表达自己的观点。

案例分析：

在一家国际咨询公司中，一个由各种文化背景的顾问组成的团队被指派解决一家跨国企业的运营效率问题。通过集结不同国家的业务知识和文化理解，团队能够提出一系列创新的优化方案，这些方案考虑到了不同地区的运营特点和文化差异，从而大大提高了实施的成功率。

二是领导风格对团队创造力的影响。领导者的风格和行为对团队的心理安全感和创造力有着直接的影响。变革型领导者通过激励和鼓舞团队成员，促使他们超越个人限制，探索新的可能性。

案例分析：

在一家科技创业公司中，CEO采用变革型领导风格，定期与团队进行"创意碰撞"会议，这些会议不仅仅讨论现有项目，还鼓励员工探索可能与公司当前业务不直接相关的新技术或市场机会。这种领导方式鼓励员工追求创新，最终促成了几个潜在的新产品线的诞生。

三是团队沟通策略的创新。在团队中建立有效的沟通机制对于激发和实现创造力至关重要。良好的沟通可以帮助团队成员理解彼此的观点，促进知识和想法的共享。

案例分析：

一家设计公司鼓励团队通过使用在线协作工具进行实时的想法共享和反馈。这种即时的互动不仅增强了团队协作，而且加快了从概念到原型的转化过程，极大地提高了团队的整体创造力和生产效率。

四是冲突管理的积极策略。虽然冲突有时被视为团队工作中的障碍，但适当的冲突实际上可以成为创造力的催化剂。通过积极的冲突解决策略，团队可以找到新的解决方案，增强团队内部的连带感。

案例分析：

在一个多部门合作的项目团队中，项目经理发现两个部门因资源分配问题出现冲突。通过组织调解会议，不仅解决了资源分配问题，还促使这两个部门协同开发了一个新的资源共享平台，这个平台后来成为提高整个公司运营效率的关键工具。

分析结论：通过更深入地研究团队层面的因素如多样性、领导风格、沟通策略和冲突管理，我们可以更好地理解并实施策略，促进工作创造力。这不仅能够帮助团队产生更多创新的想法，还能促进这些想法的有效实施，最终推动组织的整体创新和发展。为此，组织领导者应该致力于创建一个支持性的环境，其中团队成员能够自由地交流思想，积极地解决冲突，并共同追求创新的目标。

（三）组织层面与工作创造力的研究

组织层面的结构、流程、文化和策略是推动或抑制工作创造力的关键因素。这些组织特性不仅影响日常操作的效率，还深刻影响着员工的行为模式、思维方式以及他们之间的互动，从而直接影响组织的创新能力。

1.组织结构与流程

组织结构和流程的设计直接影响信息流通、决策过程和资源分配，从而对工作创造力产生重要影响。结构可以是层级化的，也可以是扁平的；流程可以是固定的，也可以是灵活的。

案例分析：

在一家大型科技公司中，组织结构从传统的层级体系转变为更扁平的网络结构。这一变化减少了决策层级，使得员工能够更快地获取资源并对市场变化做出反应。例如，产品开发团队被赋予了更大的自主权，可以直接与市场研究团队和客户服务团队协作，以快速迭代产品设计。这种结构的改变极大地提高了公司产品的创新速度和市场响应速度。

2. 组织文化与策略

组织文化是一种共享的价值观、信仰和行为准则，它定义了员工如何相互作用及如何对待工作中的挑战。创新友好型文化通常强调开放性、风险容忍和内部创业精神。

案例分析：

一家国际广告公司通过推行一种"创意无限"的文化氛围来激励员工创新。公司不仅提供定期的创意工作坊和外部讲师研讨会来启发员工，还鼓励员工通过内部竞赛提交广告创意，优胜者可以获得额外的奖金和公司内部的广泛认可。此外，公司的策略包括对失败项目的宽容态度，以此鼓励员工大胆尝试新的想法。这种文化和策略的结合极大地提升了员工的创造力和整个公司的市场竞争力。

3. 组织流程的创新

创新的组织流程通常强调灵活性和效率，支持快速的迭代和改进，从而有助于创造力的发展。

案例分析：

一家制造企业引入精益生产和敏捷管理方法来优化其产品开发流程。通过跨功能团队合作、快速原型制作和持续的用户反馈集成，公司可以在产品开发过程中快速识别并解决问题，缩短产品上市时间。这种流程不仅提高了操作效率，还增强了团队成员在工作中的参与感，提升了创造力。

分析结论：组织层面的结构、文化、策略和流程是塑造工作创造力环境的关键因素。通过优化这些要素，组织不仅能够提升员工的创新能力，还能在竞争日益激烈的市场环境中保持领先优势。组织领导者需要理解这些因素如何相互作用，并据此制定策略，以建立一个支持创新的工作环境，最终促进组织的持续成长和成功。

在组织层面，工作创造力的培养和促进需要精心设计组织结构、流程、文化与策略。这些因素共同构成了支持创新的生态系统，影响着组织成员的行为、交流方式以及他们对工作的整体态度和热情。

一是深化对组织结构与流程影响的理解。组织结构决定了权力的分布、责任的划分以及决策的流程，这些因素直接影响团队和个体的创造力表现。在流程设计方面，灵活性和效率的平衡对于激发和维持创新尤为关键。

案例分析：

一家跨国制药公司，为了提高研发效率和创新能力，实施了一种模块化的组织结构。每个模块负责不同的研发阶段，从基础研究到临床试验，再到产品上市。这种结构不仅优化了资源配置，还增加了跨学科团队间的协作，使得创新解决方案能在各阶段迅速整合和应用，大大缩短了新药的开发周期。

二是组织文化与策略的深度作用。组织文化在塑造创新环境中起着核心作用。一种鼓励尝试和容忍失败的文化，可以大大增强员工的创新意愿和创造力。

案例分析：

一家领先的科技企业通过推广一种被称为"失败是成功之母"的文化理念，鼓励员工勇于尝试新思路。企业定期举办"创新日"，在这一天员工可以自由地提交和讨论他们的新想法，无论这些想法是否与他们的日常工作直接相关。企业不仅为最具潜力的想法提供资金支持，而且对实验失败的项目也给予一定的奖励，以表彰尝试的勇气。这种文化的推广使得企业的技术持续领先。

三是组织流程的优化对创造力的推动。创新的组织流程应当能够迅速响应外部变化，适应内部创新需求。流程的灵活性直接影响到创意的生成和实施。

案例分析：

在一个设计公司中，管理层引入了敏捷项目管理方法，该方法强调短周期的迭代和反馈。每个设计项目被分解为多个小阶段，项目团队在每个阶段结束时都会与客户进行交流，获取反馈并即时调整设计方向。这种流程不仅提高了设计的质量和相关性，也极大提升了团队的动力和创造力。

分析结论：在组织层面深入研究和优化结构、文化、策略和流程对于提升整个组织的工作创造力至关重要。领导者和管理者需要认识到这些因素的重要性，并采取相应的策略来建立和维护一个有利于创新的环境。通过持续的改进和适应，组织不仅能够激发员工的创造潜力，还能在市场中保持竞争优势，实现可持续发展。

二、技术与全球化视角的拓展

随着全球化和技术革新的推进，工作创造力的研究也需要结合这些宏观趋势进行拓展。

（一）数字技术与工作创造力的研究

在当今的工作环境中，数字技术的发展极大地改变了工作方式，加速了信息流动，并且开辟了新的创新路径。数字化和自动化技术不仅提高了效率，还促进了工作创造力的发展。以下详细探讨了这些技术如何影响工作创造力，并通过实际案例进行说明。

1. 数字化转型与工作创造力

数字化转型指企业利用数字技术改变其业务模式和运营方式，以提高效率和市场竞争力。这种转型通常包括引入云计算、大数据分析、移动技术和社交媒体等。

案例分析：

一家传统制造公司通过数字化转型，将云计算和物联网（IoT）技术集成到其生产线中。这使得公司能够实时监控设备性能，预测维护需求，从而减少停机时间并提高生产效率。此外，通过分析收集到的大数据，公司能够发现新的生产流程优化方法，创新产品设计，满足市场需求。例如，通过分析消费者使用数据，该公司开发了一款能够自动调节能耗的智能家电产品，这一创新不仅提升了产品的市场竞争力，也优化了公司的品牌形象。

2. 自动化与工作创造力

自动化技术通过替代重复性高和劳动强度大的工作，释放了员工的时间和精力，使他们能够专注于更需要创造性思维的任务。

案例分析：

一家在线零售公司，实施了自动化仓库管理系统，仓库的拣选、打包、排序等流程被自动化机器人执行。这一改变不仅显著提高了物流效率，还减轻了工作人员的身体负担。释放出的人力被转移到客户服务和市场营销创新上。例如，团队开发了一款基于 AI 的聊天机器人，用以提供个性化的购物建议和客户支持。这种创新有效地提升了顾客满意度和企业收益。

3.技术融合创新

在数字化和自动化的基础上，技术融合创新通过将不同技术结合起来，创造新的业务模式或产品，从而激发更大的创造力。

案例分析：

一家金融科技公司通过将区块链技术与传统的金融服务结合，创建了一个安全的、去中心化的支付平台。这个平台利用区块链的不可篡改性，为用户提供更安全透明的交易记录。同时，公司还开发了一种基于大数据分析的信用评估工具，可以更准确地评估借贷风险。这些技术的结合不仅增强了平台的功能，还为公司带来了新的客户群体。

分析结论：数字技术，尤其是数字化和自动化，已成为推动工作创造力的重要力量。它们通过优化操作流程、提高效率和促进新的业务模式创新，为组织带来了前所未有的创新机会。企业应抓住这些技术带来的变革机遇，不断探索和实验，以确保在快速变化的市场环境中保持竞争力和创新能力。通过精心设计的技术策略和文化支持，组织可以最大化地激发和利用员工的创造潜力，推动业务持续发展和成功。

在进一步探讨数字技术如何增强工作创造力时，可以细分探讨多个维度，包括技术的普及化、工具的创新性应用以及数字技术对组织结构和文化的深远影响。

一是技术普及化与员工赋能。随着云计算、移动技术和社交媒体等技术的普及，员工现在能够更灵活地访问信息和资源，同时也能更有效地协作和沟通。这种技术普及不仅提高了工作效率，还扩展了员工的创新空间。

案例分析：

在一家全球营销公司，通过实施云基础设施，员工能够随时随地访问工作文件和应用程序，这大大提高了工作的灵活性和响应速度。此外，公司还利用社交媒体工具来促进内部沟通和知识分享，员工可以在这些平台上发起讨论，提出创新想法，并快速获得反馈。这种技术的普及和应用使得员工能够在创新中发挥更大的主动性和创造性。

二是工具的创新性应用。随着新技术工具的出现，许多传统任务已被转化为更高效的工作流程，这不仅改变了工作方式，也为创新和创造性解决方案提供了新的机会。

案例分析：

一家设计公司利用虚拟现实（VR）技术来改善产品设计和客户演示过程。设计师们利用 VR 工具创建三维产品模型，客户可以在虚拟环境中体验产品设计，提供即时的反馈，从而极大地缩短了设计修改的周期。此外，该技术也被用于员工培训，通过模拟不同的工作场景，帮助员工更快地掌握复杂的设计技能。

三是数字技术对组织结构和文化的影响。数字技术推动了组织结构的扁平化，降低了层级间的障碍，使得信息流通更加自由，这为创新提供了良好的土壤。同时，技术也促进了一种更为开放和协作的企业文化的形成。

案例分析：

一家高科技公司推行了所谓的"无界工作区"，取消传统的固定办公桌，员工可以根据项目需求在不同的工作区域自由移动。这种布局配合使用高效的内部通信系统，比如即时消息和项目管理软件，确保了团队成员之间能够无缝协作。这种结构不仅增强了团队合作，也激发了跨部门创新，如市场部门与技术部门共同开发新的客户互动工具。

分析结论：数字技术的发展为工作创造力的提升开辟了新天地。通过普及化的技术使能、创新性工具的应用以及对组织结构和文化的积极影响，企业能够更好地激发员工的潜能，推动持续创新。未来，随着技术的进一步发展，企业应继续探索和实施新策略，以保持其在快速变化的商业环境中保持竞争力和创新能力。

（二）跨文化交流与协作

在全球化的商业环境中，跨文化交流与协作对于激发和维护工作创造力具有决定性的影响。文化多样性带来了丰富的视角和解决问题的方法，但也伴随着沟通和协作的挑战。如何在多元文化背景下促进创新活动，是现代企业面临的重要任务。

1. 跨文化交流的挑战与机遇

跨文化交流涉及来自不同文化背景的个体在沟通、理解和协作过程中的动态互动。文化差异可以影响个体的交流方式、决策习惯和团队合作效率。有效的跨文化交流能够促进团队成员间的理解与尊重，减少误解和冲突，从而激发团队的创造力。

案例分析：

在一家跨国科技企业中，团队由多个来自不同文化背景的成员组成。最初，团队成员在日常沟通中面临着显著的挑战，如直接与间接的沟通风格差异导致对项目需求理解的偏差。企业随后引入了一系列文化敏感性培训和团队建设活动，包括共享在不同文化背景下各自的工作经验和生活习惯的研讨会。这些活动帮助团队成员提升了跨文化沟通的能力，增强了相互理解，从而促进了更流畅的协作和更高效的创新输出。

2. 协作模式的创新

有效的协作模式是激发跨文化团队创造力的关键。这涉及如何组织团队、分配任务以及如何评估创新成果等方面。

案例分析：

在一家跨国消费品公司中，管理层为了增强创新力，推行了"全球创意接力"模式。项目从一个地区的团队开始，根据全球各地的工作时间轮流向其他地区的团队交接，确保项目可以24小时不间断地推进。这种协作模式不仅加快了项目的开发速度，而且使得来自不同文化背景的团队成员能够在不同阶段为项目贡献独特的视角和专长，显著提升了产品创新性和市场适应性。

3. 促进创造力的策略

在跨文化环境中，组织应采取策略来促进和激励员工的工作创造力。这包括提供必要的工具、资源以及适当的激励措施。

案例分析：

一家全球咨询公司实施了一个虚拟创新实验室，允许员工从全球任何地点提交和评审创新想法。公司还定期举办虚拟创新竞赛，鼓励员工跨越地理和文化界限，合作解决客户面临的复杂问题。此外，公司还对成功的创新项目给予丰厚的物质和荣誉奖励，这些措施极大地激发了员工的参与热情和创造动力。

分析结论：跨文化交流与协作在全球化商业环境中是创新的关键驱动力。通过建立有效的沟通机制、创新的协作模式和激励创造力的策略，组织不仅可以克服文化差异带来的挑战，还可以将这些差异转化为创新的优势，从而在全球市场中保持竞争力和创新力。未来的研究和实践应继续探索如何更好地设计和实施这些策略，以最大化地激发团队和组织的创造潜能。

在全球化的商业环境中，跨文化交流与协作对于工作创造力的提升不仅是一个挑战，也是一个巨大的机遇。组织需要更全面地理解不同文化间的交流和协作机制，以便更有效地激发创新性和创造性的思维。

一是深化跨文化理解。深入理解不同文化的核心价值观和沟通习惯是有效实现跨文化协作的基础。文化理解不仅涉及语言的交流，更包括非语言沟通、决策偏好、权力距离、不确定性容忍度等方面的深层次因素。

案例分析：

一家跨国金融服务公司面对全球团队在决策过程中效率低下的问题，发现原因是文化中对权力距离的不同理解。在某些文化中，员工习惯于接受明确的指令而不是自主决策，而在其他文化中，团队更倾向于共同决策。为了解决这一问题，公司制定了一个新的会议准则，确保每个有不同文化背景的团队成员都能在决策过程中发声。通过定期的文化交流研讨会和双向反馈机制的建立，提高了团队的决策效率和成员的满意度。

二是协作模式的创新性与适应性。在跨文化背景下，创新协作模式的设计是关键。这要求组织不仅要在传统的面对面会议中考虑文化差异，还要在虚拟协作环境中优化交流和合作策略。

案例分析：

一家跨国软件开发公司通过建立一个全球虚拟创新中心，使得来自不同地区的员工能够通过云平台协作。在这个平台上，团队成员可以随时上传自己的代码，其他成员可以进行审查和修改，整个过程中加入了实时的视频和文本翻译工具，确保无障碍沟通。此外，通过设立特定时间窗口以适应全球不同时区的工作时间，保证了团队协作的连续性和高效率。

三是文化多样性的战略利用。文化多样性不应被视为障碍，而应被视为创新的资产。组织可以通过战略性地利用文化多样性，增强团队的创造力和解决问题的能力。

案例分析：

一家国际营销公司利用其团队的文化多样性来设计广告活动。公司分析师根据各地区的文化特点和消费者行为，提出针对性的广告策略。例如，在推广一个新的手机应用时，不同地区的团队根据当地用户的使用习惯和接受度，提出了不同的营销方案。这种利用文化差异的策略不仅提升了市场接受度，也增加了创意广告的有效性和影响力。

分析结论：跨文化交流与协作是现代组织面临的一项核心挑战，也是提升工作创造力的重要机遇。通过增强文化理解，创新协作模式，以及战略利用文化多样性，组织不仅能够有效地管理文化差异，还能够将这些差异转化为竞争优势。这要求组织领导者具备高度的文化敏感性和适应性，以引导团队在全球多元文化的背景下实现最佳的创新和协作效果。

三、理论与方法的创新

为了应对不断变化的工作环境，工作创造力的研究方法和理论也需要进行创新和适应。

（一）研究方法在工作创造力上的创新探索

研究方法的选择对于探索和理解工作创造力的各种方面至关重要。传统的量化方法虽然提供了可靠性和广泛适用性的数据，但在解释复杂的人类行为和心理过程方面往往存在局限。因此，采用混合研究方法，结合定量和定性研究的优点，可以更全面地捕捉和解释工作创造力的多维度特性。

1. 混合式研究方法

混合式研究方法融合了定量研究的广度和定性研究的深度，使研究者能够在验证假设的同时，探索背后的原因和机制。

案例分析：

在一项关于跨文化团队创造力的研究中，研究者采用了混合方法来评估和解释团队成员的多样性如何影响团队的创造力表现。在定量部分，通过问卷收集了来自不同国家的多个团队的数据，使用统计模型来评估团队多样性与创造力之间的关系。在定性部分，研究者对选定的几个团队进行了深入访谈，以理解文化差异如何影响团队成员之间的互动和创意产生过程。通过这种方法，研究揭示了一些量化数据中未能完全捕捉的细微动态，比如团队如何通过共同构建信任和共识来克服文化差异，从而促进创造力。

2. 应用案例研究方法

案例研究方法在探讨复杂现象时非常有用，特别是在需要详细考察特定环境中事件如何发生的情况下。

案例分析：

在探索技术创新如何促进工作创造力的研究中，一家科技公司被选为案例研究对象。该公司近期启用了一项新的技术平台，旨在提高跨部门的协作和创意分享。研究者通过观察、一对一访谈以及集团讨论，详细记录了平台启用前后员工的行为变化、创新输出以及协作方式的转变。案例研究揭示了技术介入如何通过改变沟通模式和工作流程，提高团队创造力。

3. 纵向研究方法

纵向研究允许研究者跟踪同一样本在较长时间内的变化，从而理解变量如何随时间演变。

案例分析：

一项关于创造力培训效果的纵向研究在一家广告公司进行。研究者对公司进行了为期一年的跟踪调查，评估了一系列创造力培训工作坊的长期影响。

通过定期收集员工创造力评估的数据并结合定期的深度访谈，研究者能够揭示员工如何逐步内化创造力技巧，并将其应用于日常工作中，从而提高整体项目的创新性。

4. 技术驱动的研究方法

随着人工智能和机器学习等技术的发展，技术驱动的研究方法为工作创造力的研究开辟了新天地。

案例分析：

在一项研究中，通过使用机器学习算法分析企业内部的电子邮件通讯和协作平台的使用数据，研究者能够识别出影响创造力的关键通讯模式和协作行为。这种方法不仅为研究提供了大量的实时数据，还通过算法模型揭示了之前难以通过传统方法观察到的复杂关系，比如信息流动的网络结构如何影响团队成员的创新提案。

分析结论：通过混合式研究方法、理论的创新应用以及技术驱动的研究工具，工作创造力的研究可以更深入地探索其影响因素、过程和结果。这些方法的综合应用不仅丰富了学术研究，还为实际管理实践提供了有力的理论支持和实用工具。未来，研究者和实践者需要继续探索创新方法，以适应快速变化的工作环境和不断发展的技术趋势。

采用混合研究方法在工作创造力的研究中显得尤为重要，因为这种方法能够综合定量的广泛性和定性的深入性。混合方法特别适合于探索那些涉及复杂人类行为和社会过程的问题，如工作创造力。通过结合不同的研究方法，研究者可以更全面地理解和解释工作创造力的影响因素和结果，从而为组织提供实施有效创新策略的依据。在未来的研究中，继续探索和创新研究方法将是推动工作创造力理论和实践进步的关键。

探索工作创造力的研究方法时，不仅要采用多样化的方法来捕捉创造力的复杂性，还需要考虑如何通过这些方法有效地解决实际问题和增进理论的发展。以下是一些更加深入的方法和策略，用于扩展对工作创造力的研究。

一是实验设计的应用。实验设计在探索因果关系方面具有独特的优势，特别适用于测试特定干预措施对工作创造力的影响。

案例分析：

在一个创新实验中，一家软件开发公司设立了两个工作组，分别施以不同程度的自主管理（低自主 vs. 高自主）。在为期六个月的实验期间，两组的项目进度、创意质量和团队满意度被定期评估。实验设计允许研究者准确测量自主管理水平对工作创造力和团队绩效的具体影响。研究发现，高自主组在创新产出和员工满意度上显著高于低自主组，支持了自主管理对提高工作创造力的正面作用。

二是采用系统动态方法。系统动态方法适用于理解和模拟组织内部复杂的动态关系，如创造力如何受到各种组织因素的长期影响。

案例分析：

在一家消费电子公司，研究者使用系统动态软件来模拟不同的人力资源管理策略对创造力的影响。通过构建一个包含员工招聘、培训、激励和职业发展等变量的动态模型，研究者能够预测这些 HR 实践如何长期影响团队和个体的创新表现。模拟结果帮助公司优化了人力资源策略，以更好地支持创新。

三是采用跨学科方法。跨学科方法结合了心理学、社会学、管理学等多个领域的理论和方法，为企业提供了一个更全面的视角来研究和解决工作创造力的问题。

案例分析：

在一项关于工作环境设计对创造力的影响的研究中，研究团队包括心理学家、室内设计师和人力资源专家。他们共同设计了一个包括开放式办公区、私人工作室和休闲区的工作环境，并评估这种设计如何影响员工的心理状态和创造性表现。通过综合分析来自不同领域的数据和观点，研究得出了一系列优化工作环境以增进创造力的策略。

分析结论：工作创造力的研究需要采用多样化和创新化的研究方法，这些方法不仅应能够捕捉创造力的复杂性，还可以帮助组织实现其创新目标。通过实验设计、系统动态模型、跨学科方法以及其他创新方法，研究者可以更深入地探索和理解工作创造力，为实际应用提供科学的指导和支持。未来的研究应进一步探索这些方法的结合和优化，以充分利用它们在提升工作场所创造力方面的潜力。

（二）理论的交叉融合

在探索理论方法对工作创造力研究的影响时，我们可以更深入地考虑如何通过多学科的整合、技术的应用，以及不断演化的研究方法来增强对工作创造力现象的理解和实际应用，这种跨学科的方法提供了新的视角和深入的洞察力。理论的交叉融合涉及将来自不同学科的理论整合应用，从而为解释工作创造力提供更全面的理解。

1.多学科整合的深度探索

工作创造力是一个跨学科领域，它涉及心理学、管理学、社会学、信息技术等多个领域。通过整合这些学科的理论，研究者能够获得更全面的视角，从而更有效地解释和促进工作场所的创造力。

案例分析：

在一个创新研究项目中，研究者结合了心理学中的创造性人格理论和信息技术中的数据分析技术，来研究个体创造力与工作绩效之间的关系。通过对员工的心理测试数据和工作绩效数据进行大数据分析，研究者发现某些创造性人格特质与高工作绩效强相关，特别是在需要高度创新的工作角色中。这种跨学科的研究方法不仅提升了理论的实证基础，也为人力资源管理提供了科学的员工选拔和培训依据。

2.心理学与管理学的融合

心理学和管理学的结合在工作创造力的研究中尤为突出，它帮助研究者深入理解员工在组织环境中的创造行为和心理动机。

案例分析：

在一家软件开发公司，研究者采用心理学中的内在动机理论和管理学中的目标设定理论来探讨如何最大化地激发员工的创造潜力。研究发现，当组织为员工设定具有挑战性且明确的创新目标，并且提供自主性的高度支持时，员工的内在动机得到增强，创造力表现也显著提高。此外，通过为员工提供个性化反馈和适当的资源支持，可以进一步激发他们的创新思维和行为。

3.组织行为与社会心理学的交融

组织行为学与社会心理学的交融为理解团队中的创造力动态提供了有力的工具，特别是在团队多样性和团队冲突管理方面。

案例分析：

在一项针对广告行业的研究中，研究者使用社会心理学中的多样性理论和组织行为学中的冲突解决策略来分析团队创造力。研究发现，虽然团队成员的文化和专业背景多样性在初期增加了团队冲突，但通过有效的冲突管理技巧，如开放的沟通和共享领导，这种多样性转化为团队创新的重要来源。团队能够在冲突中发现创新的解决方案，最终提升了整个团队的创造输出。

4.经济学与技术创新理论的结合

经济学理论与技术创新理论的结合，为理解创新驱动因素和经济效益之间的关系提供了新的视角。

案例分析：

在一家高科技企业的研究中，研究者结合经济学中的市场结构理论和技术创新的扩散理论来分析产品创新的市场表现。研究通过建模分析企业在不同市场结构下（如寡头垄断与完全竞争）的创新投资回报率，发现在高度竞争的市场中，持续的技术创新为企业带来了持续的市场优势和较高的投资回报。此外，企业内部的技术创新策略对于维持其竞争力至关重要，特别是在技术快速变化的行业中。

分析结论：工作创造力的研究需要从多个理论视角进行探讨，理论的交叉融合为我们提供了更丰富、更深入的洞见。通过结合来自心理学、管理学、社会心理学、经济学等领域的理论，研究者能够更好地解释工作创造力的复杂性，提出更有效的策略来促进个体和团队的创新。这种跨学科的方法不仅拓宽了研究的视野，还增强了研究成果的实际应用价值，为实现持续的组织创新提供了科学的支持和实践的指导。

在进一步探索工作创造力的研究中，采用理论交叉融合的方法不仅可以深化我们对创造性过程的理解，还可以开拓新的研究方向和应用领域。以下是一些具体的理论融合方式，通过更深入的分析和丰富的案例说明，来展示如何在工作创造力的研究中实现理论的深度融合和应用。

一是系统理论与工作创造力。系统理论提供了一个框架，用于理解组织内部各部分如何相互作用和相互影响。将系统理论应用于工作创造力的研究，可以帮助我们理解组织内部的复杂动态如何影响个体和团队的创新能力。

案例分析：

在一家制造企业中，研究者使用系统理论来分析组织结构、工作流程和人力资源政策如何共同影响工作创造力。通过分析，管理层发现制造部门的层级结构限制了信息的流通和员工的自主性，从而抑制了工作创造力。基于这一发现，公司重组了工作团队，实施了更为扁平化的管理结构，提高了团队成员之间的互动频率，促进了创新思维的交流和应用。

二是行为经济学与动机理论。行为经济学与动机理论的结合可以深入探索经济激励和心理动机如何影响员工的创造行为。这种理论融合有助于设计有效的激励机制，以提高员工的参与度和创造力。

案例分析：

在一家服务型企业中，研究者结合行为经济学和自我决定理论设计了一个员工激励方案。方案中不仅包括传统的金钱奖励，还引入了对意义和目的的强调，以满足员工的高阶心理需求。研究发现，当激励方案同时满足员工的经济和心理需求时，员工的工作创造力显著提高，尤其是在需要高度创新和客户定制解决方案的项目中。

三是注重文化理论与创造力。文化理论提供了一个理解和比较不同组织文化如何影响创造力的框架。通过分析组织文化的维度，可以更好地理解文化因素如何塑造创新行为。

案例分析：

在一项涉及多国公司的研究中，研究者探讨了组织文化对员工创造力的影响。通过对各个国家分公司的比较研究，发现开放性和容错性的组织文化与高工作创造力显著相关。特别是在 A 国和 B 国分公司，强调创新和风险接受的文化特征促进了新产品开发和市场创新活动。

分析结论：理论交叉融合为工作创造力的研究提供了新的视角和深刻的洞见，使研究者能够从多个维度全面理解和影响创造力。通过结合来自不同学科的理论，可以构建更为全面和有效的创造力促进策略，帮助组织在竞争激烈的环境中持续创新和发展。未来的研究应进一步探索不同理论之间的相互作用和综合应用，以推动工作创造力理论的发展和实际应用的优化。

四、实践的应用与社会影响

在现代企业环境中，创新教育与培训是提升员工工作创造力的关键策略。这些教育和培训程序不仅传授知识和技能，更重要的是激发创新思维和创造性解决问题的能力。有效的创新教育与培训可以极大地增强团队和个人的创造力，从而推动企业的持续发展，保持竞争优势。

（一）创新教育与培训的目的和重要性

创新教育与培训旨在培养员工的创造性思维，提供实践机会，以及促进员工对新技术、新方法的快速适应。通过系统的培训和持续的学习机会，员工能够不断更新其技能库，并应用这些技能来解决工作中的复杂问题。

案例分析：

一家国际科技公司实施了一个名为"思维突破"的内部培训计划，旨在提升员工的创新思维能力。培训内容包括创意思维工作坊、问题解决策略会议以及与领域专家的定期研讨。员工被鼓励在安全的环境中进行大胆的实验和模拟练习，例如通过使用设计思维来解决假设的业务挑战。这种培训方式不仅提升了员工解决问题的技能，也增强了团队之间的协作，促进了跨部门的知识分享。

（二）创新教育的实施方式

有效的创新教育策略应结合多种教育方式，包括在线学习、研讨会、实战演练和反思实践等。采用混合学习模式能够满足不同员工的学习需求和偏好，同时也提高学习的灵活性。

案例分析：

一家大型制造企业开发了一个在线创新学习平台，该平台提供从基础创新原理到高级创新实践的全套课程。课程设计包含互动元素、视频教学、模拟游戏和实时反馈系统。通过这个平台，员工可以在工作间隙自主学习，同时参与虚拟团队项目，实际应用所学知识来解决虚拟场景中的问题。该平台还包括一个创意提交功能，员工可以提出自己的创新想法，并得到来自全球同事的反馈和建议。

（三）创新培训的长期效益

长期的创新培训不仅有助于提升个体的技能，更能够培养出一种持续创新的组织文化。这种文化能够自发地推动员工追求新的方法和技术，不断地改进工作流程和产品。

案例分析：

一家跨国金融服务公司启动了一个创新领导力发展项目，旨在培养高层管理人员的创新能力。该项目包括面向高管的定制创新课程，讨论如何在组织中营造支持创新的环境，以及如何领导跨文化团队进行创新项目。参与的高管不仅学习到了创新管理的理论，还通过与其他行业领导者的交流获得了宝贵的实践经验。这些高管回到自己的团队后，能够更有效地推动创新议程，引导团队探索新的商业机会。

分析结论：创新教育与培训是企业培养员工创造力和持续创新能力的重要工具。通过多元化的培训方法和持续的教育投入，组织不仅能够提升员工的技能和知识，更能够在全组织范围内培育一种积极的创新文化。这种文化最终将为组织带来持续的成长和市场竞争力。

在当今快速变化的商业环境中，创新教育与培训策略的持续发展和深化对于提高组织和个体的工作创造力至关重要。组织需要认识到，创新不仅仅是技术或产品的革新，更涉及思维方式、管理策略和企业文化的根本变革。

因此，综合化和系统化的创新教育和培训程序变得尤为重要。

一是综合创新技能培训。创新教育和培训应当全面覆盖从思维方式到技术技能的各个方面，包括鼓励批判性思维、解决复杂问题的能力、适应和采用新技术的能力。

案例分析：

一家国际咨询公司实施了跨功能的创新工作坊，旨在打破部门之间的隔阂，促进不同背景员工之间的想法碰撞。这些工作坊通常围绕一个实际的业务挑战进行，参与者需要在短时间内找到合作解决方案。这种设置不仅提升了员工的团队协作能力，也激发了他们从不同角度看待问题的能力。通过这种多学科的合作，员工能够学习到其他领域的知识和方法，从而增强自身的综合解决问题能力。

二是创新教育的可持续性和适应性。创新教育需要不断更新，以适应快速变化的市场和技术环境。持续更新教育内容和方法，确保教育与培训项目能够反映最新的业务需求和技术发展。

案例分析：

一家高科技企业建立了一个在线学习平台，该平台不仅提供传统的课程，还能根据行业趋势和技术进步实时更新课程内容。平台利用大数据分析来监测哪些课程更受欢迎，哪些新兴技术被频繁搜索，据此调整课程提供的方向和内容。此外，平台还鼓励员工分享他们在特定项目或技术上的经验和心得，形成一个持续学习和共享的生态系统。

三是文化层面的创新教育。创新的推动不仅需要技能和知识的输入，更需要一种支持创新的组织文化。创新教育和培训应该致力于塑造这样一种文化，其中包括鼓励尝试和容忍失败。

案例分析：

一家欧洲制造公司将"庆祝失败"作为其文化的一部分。公司定期举办"失败论坛"，在论坛上，团队和个人被鼓励分享他们的失败经历和从中学到的教训。这种做法不仅减少了对失败的负面看法，也鼓励员工大胆尝试新方法，即使这些尝试最终没有成功。这种文化鼓励了更多的创新尝试，最终也带来了更多成功的创新案例。

分析结论：综合性的创新教育与培训策略是当今企业发展不可或缺的组成部分。通过提供技能培训、更新学习内容和塑造创新文化，企业能够有效地激发和维持员工的工作创造力，促进企业在全球竞争中保持优势。只有不断地对教育与培训策略进行创新和改进，企业才能适应不断变化的外部环境，充分发挥其创新潜力。

五、政策制定与组织变革

政策制定与组织变革是影响工作创造力的两个关键因素。这些因素通过塑造组织的运营环境、鼓励或限制某些行为，间接或直接地影响个体及团队的创造力表现。良好的政策制定能够为创新提供必要的资源和支持，而有效的组织变革则能够确保这些政策在实际操作中得到有效执行和持续优化。

（一）政策制定与创新驱动

政策制定通常是指组织在某一特定领域内制定的正式规则和程序。这些政策不仅包括人力资源管理、研发投入、技术采纳等方面，也涉及如何激励员工参与创新活动。

案例分析：

一家大型跨国企业实施了一项名为"创新加速器"的政策，旨在鼓励员工提出可行的创新想法。根据这项政策，任何提出的想法一旦被实施，并成功带来经济效益或流程改进，相关员工不仅可以获得额外的财务奖励，还有机会参与未来项目的领导决策。这种政策极大地激发了员工的积极性，创新提案数量在政策实施后的一年内增加了40%。

（二）组织变革与创新适应性

组织变革通常是指为适应外部环境变化、内部策略调整或技术革新而进行的结构、流程或文化的系统性改革。这类变革对于维持或增强组织的竞争力至关重要。

案例分析:

一家软件开发公司在面临市场需求快速变化的挑战时,发现传统的瀑布式开发流程已无法满足市场的灵活性要求。公司决定进行组织变革,从瀑布模型转向敏捷开发模式。这一变革包括重新设计项目管理流程、培训员工学习敏捷方法论、调整团队结构以支持跨功能协作。变革实施后,公司的项目交付速度提高了30%,客户满意度也显著提升,员工的创新提案更加频繁,项目团队能够快速响应市场变化,有效利用新兴技术。

(三)政策和变革的协同效应

政策和组织变革需要协同进行,以确保政策能够在组织内部得到有效支持和执行。同时,组织变革也需要政策的引导,以确保变革方向和组织战略相一致。

案例分析:

一家制造业企业在响应全球可持续发展的号召下,制定了一系列环境友好型政策,包括减少废弃物、优化能源使用和鼓励使用再生材料。为了实现这些政策目标,企业进行了组织变革,建立了专门的可持续发展部门,负责监督和推动这些政策的实施。变革后,企业不仅提升了其在全球市场的品牌形象,还因优化资源使用而降低了运营成本,新产品线的开发更加注重生态创新,吸引了一大批环保意识强的消费者。

分析结论:政策制定与组织变革在推动工作创造力中发挥着至关重要的作用。它们不仅塑造了支持创新的组织环境,还通过提供必要的资源和激励,直接影响员工的创造性表现。未来的研究应进一步探索这两者如何在不同类型的组织和不同行业中发挥作用,以及如何通过这些机制更有效地激发和利用人类的创造潜力。

政策制定与组织变革在促进工作创造力中的作用不容忽视,其深远影响表现在如何激励员工的创新思维,如何构建支持创新的组织文化,以及如何通过制度保障创新活动的持续进行。这些因素共同决定了组织能否在激烈的全球竞争中保持创新力和适应力。

一是整合政策与组织文化。政策的有效实施有赖于与组织文化的密切结合。创新政策需要与组织的核心价值观和员工的日常行为准则相匹配，以促进政策的接受和实践。

案例分析：

一家国际咨询公司推行了一项名为"创新每一天"的政策，旨在鼓励员工在日常工作中寻找创新的机会。为了支持这一政策，公司在其文化宣传中强调创新的价值，并通过每月的"创新挑战"和年度的"创新成果展示"来表彰创新的团队和个人。这种文化和政策的融合不仅提高了员工的参与度，还将创新的理念内化为员工的自发行为。

二是政策与技术的协同进步。在技术快速发展的今天，政策制定也需要与技术进步同步，以支持新技术的采用和创新应用。

案例分析：

一家制造企业面对工业4.0的挑战，制定了一系列政策支持自动化和数据分析项目。这包括为员工提供关于新技术的培训，提供创新基金支持员工的创新项目，以及更新知识产权政策以保护和激励技术创新。这些政策的制定和执行确保了技术创新能够被快速地转化为生产力，同时也保护了企业和员工的利益。

三是组织变革的策略性执行。成功的组织变革需要策略性的规划和执行。变革过程中的及时沟通、员工的广泛参与和逐步实施是确保变革成功的关键因素。

案例分析：

一家电信公司为了提升服务质量，加快市场响应速度，决定重组其客户服务部门。在这一变革过程中，公司首先设立了跨部门的变革小组，包括来自各级的员工代表，确保变革方案能充分考虑到不同层级和角色的视角和需求。通过系列的工作坊和反馈会议，变革方案得以优化，并在全员的努力下顺利实施。这种参与式的变革策略不仅加快了变革的进程，也增强了员工对变革的认可和支持。

分析结论：政策制定与组织变革是推动工作创造力的两大支柱。在全球化和技术迅速变化的背景下，这两者需要灵活适应外部环境，并与内部的组织文化和技术发展紧密结合。通过实施综合的政策和进行策略性的组织变革，企业不仅能激发员工的创造潜能，也能提升整个组织的创新能力和市场竞争力。未来的研究和实践应进一步探索如何有效结合这两者，以实现组织的持续成长和发展。

参考文献

一、中文文献

［1］宝贡敏，刘枭.感知组织支持的多维度构思模型研究［J］.科研管理，2011，32（2）：160-168.

［2］陈建安，程爽，陈明艳.从支持性人力资源实践到组织支持感的内在形成机制研究［J］.管理学报，2017，14（4）：519-527.

［3］陈志霞，廖建桥.组织支持感及其前因变量和结果变量研究进展［J］.人类工效学，2006（1）：62-65.

［4］陈志霞，陈剑峰.组织支持感影响工作绩效的直接与间接效应［J］.工业工程与管理，2018（1）：99-104.

［5］陈志霞.知识员工组织支持感对工作绩效和离职倾向的影响［D］.武汉：华中科技大学，2006.

［6］杜恒波，朱千林，许衍凤.职场欺凌对研发人员知识分享意愿的影响机制研究［J］.中国软科学，2017（2）：113-122.

［7］顾远东.工作压力如何影响员工离职：基于Maslach职业倦怠模型的实证研究［J］.经济管理，2010，32（10）：80-85.

［8］黄秋风，唐宁玉，陈致津，等.变革型领导对员工创新行为影响的研究：基于自我决定理论和社会认知理论的元分析检验［J］.研究与发展管理，2017，29（4）：73-80，126.

［9］金辉.基于匹配视角的内外生激励、知识属性与知识共享意愿的关系研究［J］.研究与发展管理，2014，26（3）：74-85.

［10］李超平，李晓轩，时勘，等.授权的测量及其与员工工作态度的关系［J］.

心理学报，2006（1）：99-106.

[11] 李宗波，李锐.挑战性——阻碍性压力源研究述评 [J]. 外国经济与管理，2013，35（5）：40-50.

[12] 凌文辁，杨海军，方俐洛.企业员工的组织支持感 [J]. 心理学报，2016，38（2）：281-287.

[13] 刘得格，时勘，王永丽，等.挑战——阻碍性压力源与工作投入和满意度的关系 [J]. 管理科学，2011，24（2）：1-9.

[14] 刘金平.组织创新氛围、知识共享与员工创造力：心理安全感的调节作用 [D]. 广州：华南理工大学，2018.

[15] 刘培琪，刘兵，李嫄.授权型领导对知识型员工知识分享意愿的影响：基于社会信息加工的视角 [J]. 技术经济，2018，37（7）：81-87，98.

[16] 卢福财，陈小锋.知识员工心理契约、组织信任与知识共享意愿 [J]. 经济管理，2012，34（4）：76-83.

[17] 庞立君，卢艳秋.失败情境下组织支持感对员工创造力的影响机理 [J]. 社会科学战线，2018（3）：255-259.

[18] 屠兴勇，杨百寅，张琪.学习目标取向、共享意愿与员工创造力：机理与路径 [J]. 科学学与科学技术管理，2016，37（2）：161-171.

[19] 余盼盼.挑战性——阻碍性压力源与员工沉默行为：组织认同的调节作用研究 [J]. 企业技术开发，2014，33（21）：106-108.

[20] 张生太，刘露露.社会资本对微信群用户知识共享意愿的影响 [J]. 科研管理，2018，39（10）：108-119.

[21] 张亚军，肖小虹.挑战性——阻碍性压力对员工创造力的影响研究 [J]. 科研管理，2016，37（6）：10-18.

[22] 张勇，刘海全，王明旋，等.挑战性压力和阻断性压力对员工创造力的影响：自我效能的中介效应与组织公平的调节效应 [J]. 心理学报，2018，50（4）：450-461.

[23] 张韫黎，陆昌勤.挑战性——阻断性压力（源）与员工心理和行为的

关系：自我效能感的调节作用［J］．心理学报，2019，41（6）：501-509.

［24］张振刚，崔婷婷，余传鹏．家长式领导对组织效能的影响：知识分享意愿的中介作用［J］．科技管理研究，2015，35（9）：191-196，201.

二、英文文献

（一）专著

［1］BANDURA A. Social Foundations of Thought and Action：A Social Cognitive Theory［M］．Upper Saddle River：Prentice Hall，1986.

［2］BACHARACH S B. LAWLER E J. Power and Politics in Organizations［M］．San Francisco：Jossey-Bass，1980.

［3］BASS B M，AVOLIO B J. MLQ：Multifactor leadership Questionnaire［M］．Redword City：Mind Garden，2000.

［4］BLAU P M.Exchange and Power in Social Life［M］．New York：Wiley，1964.

［5］SRIVASTRA S. Executive Power［M］．San Francisco：Jossey-Bass Publishers，1986.

［6］COTTON J L. Employee Involvement：Methods for Improving Performance and Work Attitudes［M］．Thousand Oaks，CA：Sage，1993.

［7］HACKMAN J R，OLDHAM G R. Work Redesign［M］．Reading：Addison-Wesley，1980.

［8］ATAW B M，SUTTON R I. Research in Organizational Behavior：An Annual Series of Analytical Essays and Critical Reriews［M］．Greenwich，CT：JAI Press，1979.

［9］DECI E L，RYAN R M. Intrinsic Motivation and Self-Determination in Human Behavior［M］．New York：Plenum Press，1985.

［10］HOMANS G C.Social Behavior：Its Elementary Forms［M］．New York：Harcourt Brace Jovanorich，1961.

[11]LAWLER E E. MOHRMAN S A ,LEDFORD G E. Employee Involvement and Total Quality Management: Practices and Results in Fortune 1000 Companies [M]. San Francisco: Jossey-Bass, 1992.

（二）期刊

[1] ASTLEY W G. Toward an Appreciation of Collective Strategy [J]. Academy of Management Review, 1984, 9 (3): 526-535.

[2] BAER M, OLDHAM G R. The Curvilinear Relation Between Experienced Creative Time Pressure and Creativity: Moderating Effects of Openness to Experience and Support for Creativity [J]. Journal of Applied Psychology, 2006, 91 (4): 963-970.

[3] BOUDRIAS J S, GAUDREAU P, LASCHINGER H. Testing the Structure of Psychological Empowerment: Does Gender Make a Difference? [J]. Educational and Psychological Measurement, 2004, 64(5): 861-877.

[4] BOWEN D E, LAWLER E E. The Empowerment of Service Workers: What, Why, How, and When [J]. Sloan Management Review, 1992, 33(3): 31-39.

[5] BREAUGH J A.The Measurement of Work Autonomy [J]. Human Relations, 1985, 38 (6): 551-570.

[6] LEPINE M, BOSWELL W R, ROEHLING M, et al.An Empirical Examination of Self-Reported Work Stress Among U.S. Managers [J]. Journal of Applied Psychology, 2000, 85 (1): 65-74.

[7] CHEN Z J, DAVISON R M, MAO J Y, et al.When and How Authoritarian Leadership and Leader Renqing Orientation Influence Tacit Knowledge Sharing Intentions [J]. Information and Management, 2018, 55 (7): 840-849.

[8] CHOW W S, CHAN L S. Social Network, Social Trust and Shared Goals in Organizational Knowledge Sharing [J]. Information and Management, 2008, 45 (7): 458-465.

［9］CONGER J A, KANUNGO R N. The Empowerment Process: Integrating Theory and Practice ［J］. Academy of Management Review, 1988, 13 (3): 471–482.

［10］CONNER K R, PRAHALAD C K. A Resource–Based Theory of the Firm: Knowledge Versus Opportunism ［J］. Organization Science, 1996, 7 (5): 477–501.

［11］CORSUN D L, ENZ C A. Predicting Psychological Empowerment Among Service Workers: The Effect of Support–Based Relationships ［J］. Human Relations, 1999, 52 (2): 205–244.

［12］FAY D, SONNENTAG S.Rethinking the Effects of Stressors: A Longitudinal Study on Personal Initiative ［J］. Journal of Occupational Health Psychology, 2002, 7 (3): 221–234.

［13］FORD B, KLEINER B H.Managing Engineers Effectively ［J］. Business, 1987, 37 (1).

［14］FULFORD M D, ENZ C A. Human Resources as a Strategic Partner in Multiunit–Restaurants ［J］. Cornell Hotel and Restaurant Administration Quarterly, 1995, 36 (3): 24–29.

［15］FULFORD M D, ENZ C A. The Impact of Empowerment on Service Employees ［J］. Journal of Managerial Issues, 1995, 7 (2): 161–175.

［16］HACKMAN J R, OLDHAM G R.Development of the Job Diagnostic Survey ［J］. Journal of Applied Psychology, 1975, 60 (2): 159–170.

［17］KHUROSANI A. Transformational Leadership, Employee Creativity and Organizational Innovation, the Intervening Role of Organizational Learning Culture ［J］. Advanced Science Letters, 2018, 24 (1–2): 2557–2560.

［18］KIGGUNDU M N. Task Interdependence and Job Design: Test of a Theory ［J］. Organizational Behavior and Human Performance, 1983, 31 (2): 145–172.

［19］KIRMEYER S L, SHIROM A. Perceived Job Autonomy in the

Manufacturing Sector: Effects of Unions, Gender, and Substantive Complexity [J]. Academy of Management Journal, 1986, 29 (4): 832–840.

[20] LASCHINGER H, FINEGAN J E, SHAMIAN J, et al.A Longitudinal Analysis of the Impact of Workplace Empowerment on Work Satisfaction [J]. Journal of Organizational Behavior, 2004, 25 (4): 527–545.

[21] LIN H F, LEE G G. Perceptions of Senior Managers Toward Knowledge–Sharing Behaviour [J]. Management Decision, 2004, 42 (1): 108–125.

[22] LU L, LEUNG K, KOCH P. Managerial Knowledge Sharing: The Role of Indi vidual, Interpersonal, and Organizational Factors [J]. Management and Organization Review, 2006, 2 (1): 15–41.

[23] MANER J K, DEWALL C N, BAUMEISTER R F, et al. Does Social Exclusion Motivate Interpersonal Reconnection? Resolving the "Porcupine Problem" [J]. Journal of Personality and Social Psychology, 2007, 92 (1): 42–55.

[24] MENON S T. Employee Empowerment: An Integrative Psychological Approach [J]. Applied Psychology: An International Review, 2001, 50 (1): 153–180.

[25] MENON S T. Psychological Empowerment: Definition, Measurement, and Validation [J]. Canadian Journal of Behavioural Science, 1999, 31 (3): 161–164.

[26] MISHRA A K. SPREITZER G M. Explaining How Survivors Respond to Downsizing: The Roles of Trust, Empowerment, Justice, and Work Redesign [J]. Academy of Management Review, 1998, 23 (3): 567–588.

[27] MOLLER K, SVAHN S. Crossing East–West Boundaries: Knowledge Sharing in Intercultural Business Networks [J]. Industrial Marketing Management, 2004, 33 (3): 219–228.

[28] LEE M, KOH J. Is Empowerment Really a New Concept [J]. The International of Journal of Human Resource Management, 2001, 12 (4): 684–695.

[29] RYAN R M, DECI E L. Self–Determination Theory and the Facilitation of Intrinsic Motivation, Social Development, and Well–Being [J]. American

Psychologist, 2000, 55（1）: 68-78.

[30] SCOTT S G, BRUCE R A. Determinants of Innovative Behavior: A Path Model of Individual Innovation in the Workplace [J]. Academy of Management Journal, 1994, 37（3）: 580-607.

[31] SPREITZER G M, KIZILOS M A, NASON S W. A Dimensional Analysis of the Relationship Between Psychological Empowerment and Effectiveness Satisfaction, and Strain [J]. Journal of Management, 1997, 23（5）: 679-704.

[32] THOMAS K W. VELTHOUSE B A. Cognitive Elements of Empowerment: An "Interpretive" Model of Intrinsic Task Motivation [J]. Academy of Management Review, 1990, 15（4）: 666-681.

[33] TAHA V A, SIRKOVA M, FERENCOVA M. The Impact of Organizational Culture on Creativity and Innovation [J]. Polish Journal of Management Studies, 2016, 14（1）: 7-17.

[34] WAGNER E D. In Support of a Functional Definition of Interaction [J]. American Journal of Distance Education, 1994, 8（2）: 6-29.

[35] WANG S, NOE R A. Knowledge Sharing: A Review and Directions for Future Research [J]. Human Resource Management Review, 2010, 20（2）: 115-131.

[36] WOODMAN R W, SAWYER J E, GRIFFIN R W. Toward a Theory of Organizational Creativity [J]. Academy of Management Review, 1993, 18（2）: 293-321.

[37] WU C H, LIU J, KWAN H K, et al. Why and When Workplace Ostracism Inhibits Organizational Citizenship Behaviors: An Organizational Identification Perspective [J]. Journal of Applied Psychology, 2016, 101（3）: 362-378.

[38] ZIMMERMAN M A. Taking Aim on Empowerment Research: On the Distinction Between Individual and Psychological Conception [J]. American Journal of Community Psychology, 1995, 18（1）: 169-177.

附　录

心理授权与工作创造力关系研究调查问卷

员工问卷

员工工号：XXX

尊敬的先生／女士：

　　您好！感谢您填写此份问卷。这是一项关于学术和科研的调查问卷，请放心如实填写相关内容，您所提供的资料我们绝对会进行保密，保护您的隐私。敬祝工作顺利！

一、您的个人基本信息，请根据实际情况在相应的选项上打"√"。

1. 您的性别

A：男　　B：女

2. 您的年龄

A：30岁以下　　　B：30—39岁

C：40—49岁　　　D：50岁以上

3. 您的受教育水平

A：本科以下　　　B：大学本科

C：硕士研究生　　D：博士研究生

4. 您的婚姻状况

A：已婚　　B：未婚　　C：离婚

5. 您的工作年限

A：1年以内　　　B：1—3年

C：3—6年　　　　D：6年以上

6.您的工作能力

A：非常不好　B：比较不好

C：一般　　D：比较好　E：非常好

二、请根据您在日常工作中的实际感受，在合适的数值上打"√"。

	心理授权题项	非常不同意 → 非常同意
1	我所做的工作对我来说非常有意义	1 2 3 4 5
2	工作上所做的事对我个人来说非常有意义	1 2 3 4 5
3	我的工作对我来说非常重要	1 2 3 4 5
4	我自己可以决定如何着手来做我的工作	1 2 3 4 5
5	在如何完成工作上，我有很大的独立性和自主权	1 2 3 4 5
6	在决定如何完成我的工作上，我有很大的自主权	1 2 3 4 5
7	我掌握了完成工作所需要的各项技能	1 2 3 4 5
8	我自信自己有做好工作上的各项事情的能力	1 2 3 4 5
9	我对自己完成工作的能力非常有信心	1 2 3 4 5
10	我对发生在本部门的事情的影响很大	1 2 3 4 5
11	我对发生在本部门的事情起着很大的控制作用	1 2 3 4 5
12	我对发生在本部门的事情有重大的影响	1 2 3 4 5
	知识共享题项	非常不同意 → 非常同意
1	为了跟上企业新理念、新产品或服务的要求，我愿意与同事共享新想法和知识	1 2 3 4 5
2	我愿意共享自己的专业知识，帮助企业将新项目或新想法予以有效实施	1 2 3 4 5
3	我愿意与同事共享知识	1 2 3 4 5
4	同事间共享知识有助于彼此知识水平的提升	1 2 3 4 5
5	通过与同事交流和共享知识比自己独立完成工作任务更迅速	1 2 3 4 5
6	对遇到的工作问题，我们能够熟练地通过交流和共享知识使问题得以解决	1 2 3 4 5
7	当工作任务完成时，我发觉通过共享知识能够从同事身上学到很多新知识	1 2 3 4 5

	工作压力题项	从不 → 很频繁
1	我得完成很多工作	1 2 3 4 5
2	我得非常努力地工作	1 2 3 4 5
3	我在工作中能感到时间的压力	1 2 3 4 5
4	我得执行复杂的任务	1 2 3 4 5
5	我得同时进行多个指定项目	1 2 3 4 5
6	我得承担重要职责	1 2 3 4 5
7	我所在的单位有时会出现行政管理混乱的现象	1 2 3 4 5
8	单位内部的官僚体制限制我工作的完成	1 2 3 4 5
9	来自上级（或领导）的指令和期望相互冲突	1 2 3 4 5
10	我会面对不明确的工作任务	1 2 3 4 5
11	有时上级的要求会相互冲突	1 2 3 4 5
12	我与同事在工作中有争端	1 2 3 4 5
13	我们单位存在复杂的人际关系	1 2 3 4 5
	组织支持题项	强烈反对 → 完全赞同
1	企业很关心我的目标和价值	1 2 3 4 5
2	在我有困难时，企业会给予我帮助	1 2 3 4 5
3	企业很在意我的建议	1 2 3 4 5
4	企业很关心我的身体状况	1 2 3 4 5
5	如果我需要特别帮助的话，企业很乐意帮助我	1 2 3 4 5
6	如果有机会的话，企业会利用我	1 2 3 4 5

领导问卷

员工工号：XXX

尊敬的先生 / 女士：

您好！感谢您百忙之中填写此份问卷。这是一项关于学术和科研的调查问卷，请放心如实填写相关内容，您所提供的资料我们绝对会进行保密。敬祝工作顺利！

一、请您根据实际感受，对下属的工作进行评价，在合适的数值上打"√"。

	工作创造力题项	非常不同意 → 非常同意
1	提出新的方法来实现目标	1 2 3 4 5
2	提出新的且具有建设性的想法来提高绩效	1 2 3 4 5
3	寻找新技术、新流程、新工艺和产品理念	1 2 3 4 5
4	提出新的方法来提高质量	1 2 3 4 5
5	有很多创新性的想法	1 2 3 4 5
6	不惧怕冒险	1 2 3 4 5
7	向别人推销并且说服他人接受自己的想法	1 2 3 4 5
8	一有机会就会在工作中展示出创造力	1 2 3 4 5
9	制定合理的计划和日程安排来确保新想法的实现	1 2 3 4 5
10	经常会有新的、创新性的主意	1 2 3 4 5
11	提出有创造性的解决问题的方案	1 2 3 4 5
12	经常会找到解决问题的新途径	1 2 3 4 5
13	提出新的方法来完成工作任务	1 2 3 4 5

后 记

时光荏苒，著作的撰写已行至尾声。一直不间断地阅读与写作，已将我内心的放荡不羁打磨得平静如水，我始终向往知识的养分滋润着我的思想。我怀着对高深学识的探寻与向往，细致认真地完成了本书的撰写。

我要感谢我的父母、我的三叔三婶、我的妻子，是你们的默默支持，激励我克服困难，不断前行。每当深夜写作之时，想起你们，我总是信心倍增，动力十足。

感谢我挚友，名字在此不便提及，你的人格和言行，以及对学术的执着，都深深地影响了我。生命孕育着未知，仍然需要我们去探寻。相识至今，从确立选题到停笔回味，在你的鼓励下，我像勇士一样不断前行。短短数年间，我更加深入懂得了如何做学问，如何分享学问。我们相互间的言语谈笑，让我终身难忘。你有你的方法，我有我的道理，我们不仅相互给予理论点拨，而且能从实践角度对研究问题进行深度剖析。正如我在研究心理授权感知时得到的启发一样，最好的个人感知是将语言魅力给予我们的内心效能，转化为我们前行的动力，在前进的旅途中寻找真正的自我。共同鼓励和彼此点睛，让我们在繁忙世间不迷失自我，去寻求真知。